医药高等职业教育新形态教材

临床实践技能

（供临床医学、预防医学、中医学等专业用）

主　审　胡殿雷
主　编　吴　芹　郝　玲　陆永安
副主编　常　丽　戴小丽　王晓丽
编　者　（以姓氏笔画为序）
马林伟（江苏医药职业学院）
王晓丽（盐城市第三人民医院）
兰　灵（江苏医药职业学院）
毕建华（江苏医药职业学院）
刘　瑛（无锡市惠山区人民医院）
刘　雯（江苏医药职业学院）
许　兰（江苏医药职业学院）
李媛媛（江苏医药职业学院）
吴　芹（江苏医药职业学院）
陈　湘（江苏医药职业学院）
陆永安（射阳县人民医院）
林凤芹（东台市人民医院）
郝　玲（江苏医药职业学院）
钱晓娟（江苏医药职业学院）
常　丽（江苏医药职业学院）
常润青（江苏医药职业学院）
戴小丽（江苏医药职业学院）

中国健康传媒集团
中国医药科技出版社

内容提要

本教材根据“临床实践技能”教学大纲的基本要求，结合基层医疗岗位的工作要求以及临床执业助理医师考试大纲编写而成。全书分为医患沟通技能、临床思维训练及临床常用基本操作技能三大模块。医患沟通技能模块通过多个项目和任务，系统地介绍了医学人文素养的培养、病史采集的方法与技巧以及临床实践技能操作中的伦理学原则；临床思维训练模块主要包括临床思维的培养和病例分析的训练两大项目，通过具体的病例培养临床分析问题和解决问题的能力；临床常用基本操作技能涵盖了六项急诊基本诊疗操作和八项基层卫生适宜技术，重点培养医学生的急诊处理能力和临床实用的医疗操作技能，以满足基层医疗服务的需求。本教材为书网融合教材，即纸质教材有机融合电子教材、教学配套资源（PPT、微课、视频等）、数字化教学服务（在线教学、在线作业、在线考试），便教易学。

本教材主要供高职高专院校临床医学、预防医学、中医学专业教学使用。

图书在版编目（CIP）数据

临床实践技能 / 吴芹，郝玲，陆永安主编. -- 北京：中国医药科技出版社，2024. 12. --（医药高等职业教育新形态教材）. -- ISBN 978-7-5214-5119-1

Ⅰ. R4

中国国家版本馆CIP数据核字第2024FJ0965号

美术编辑 陈君杞
版式设计 友全图文

出版 **中国健康传媒集团** | 中国医药科技出版社
地址 北京市海淀区文慧园北路甲22号
邮编 100082
电话 发行：010-62227427 邮购：010-62236938
网址 www.cmstp.com
规格 787 × 1092mm $^{1}/_{16}$
印张 9 $^{1}/_{2}$
字数 241千字
版次 2024年12月第1版
印次 2024年12月第1次印刷
印刷 北京印刷集团有限责任公司
经销 全国各地新华书店
书号 ISBN 978-7-5214-5119-1
定价 45.00元

获取新书信息、投稿、为图书纠错，请扫码联系我们。

医药高等职业教育新形态教材

建设指导委员会

医药高等职业教育新形态教材

评审委员会

数字化编委会

主　审　胡殿雷

主　编　吴　芹　郝　玲　陆永安

副主编　常　丽　戴小丽　王晓丽

编　者　（以姓氏笔画为序）

马林伟（江苏医药职业学院）

王晓丽（盐城市第三人民医院）

兰　灵（江苏医药职业学院）

毕建华（江苏医药职业学院）

刘　瑛（无锡市惠山区人民医院）

刘　雯（江苏医药职业学院）

许　兰（江苏医药职业学院）

李媛媛（江苏医药职业学院）

吴　芹（江苏医药职业学院）

陈　湘（江苏医药职业学院）

陆永安（射阳县人民医院）

林凤芹（东台市人民医院）

郝　玲（江苏医药职业学院）

钱晓娟（江苏医药职业学院）

常　丽（江苏医药职业学院）

常润青（江苏医药职业学院）

戴小丽（江苏医药职业学院）

前　言

随着“健康中国”战略的深入实施，提升全民健康水平、强化基层医疗服务能力已成为国家卫生健康事业发展的重要方向，基层医疗机构的医疗质量和服务水平直接关系到人民群众的健康福祉。因此，培养和造就一批具备扎实医学理论知识、熟练掌握临床实践技能的高素质临床医学专业人才，对于推动基层医疗卫生事业的发展具有重要意义。

《临床实践技能》活页式教材积极响应国家“健康中国”战略的需求，紧密围绕高职临床医学专业人才培养的核心目标，依据“岗课赛证”的思路，对接基层临床工作岗位实际需要和国家临床执业（助理）医师资格实践技能考试大纲，组织高校教师与行业资深专家共同编写，精心设计了系统化的教学内容和丰富的实践案例。全书共分成了三大模块，6个项目，23项任务，突出重点，减少与诊断学等教材间内容的重复；辅以丰富的数字资源，主要讲解基层全科医生必备的基本操作技能，全面提升学生的临床操作能力和临床思维能力。

本教材的特色与创新主要体现在：①授课内容形式创新。坚持“以全面素质为基础”“以职业能力为本位”的教学理念，坚持以应用为主线，突出教学内容的实用性和实践性，把每个技能操作考核点均结合实际案例，与国家临床执业（助理）医师资格标准接轨，制成工作任务单，便于实施一对一指导，保障学生能力的切实提高。②教材编写形式的创新。在编排方式上，依据国家临床执业（助理）医师考试的三站考核重新编写，并具有一定的可变性和灵活性，便于根据学科发展和教学改革的需求进行及时更新和补充，有效的开展模块化教学，以任务为引领，以工作项目任务单形式编排，配以详细的评分考核标准。③教材功能的创新。突出其职业引导功能，融入医学人文、临床思维、团队合作、中医文化传承等内容。旨在通过教材，使学生了解职业、热爱职业岗位，树立正确的价值观、择业观，培养良好的职业道德和职业意识。本教材为书网融合教材，即纸质教材有机融合电子教材，配套有PPT、视频、答案解析等，以二维码的形式呈现，便教易学。

本教材编写过程中，得到了各位编者所在单位领导的大力支持，并参阅并引用了大量的文献和资料，在此一并表示真诚的感谢。受编者水平所限，书中难免存在不足之处，恳请使用本书的广大师生和读者及有关专家提出宝贵意见，以便修正。

编　者

2024年8月

目　录

模块一　医患沟通技能模块

模块二　临床思维训练模块

模块三　临床常用基本操作技能模块

模块一　医患沟通技能模块

项目一　培养医学人文素养

PPT

任务一　探讨医学伦理学与临床实践技能操作的关联

医学生誓言

健康所系、性命相托。

当我步入神圣医学学府的时刻，谨庄严宣誓：

我志愿献身医学，热爱祖国，忠于人民，恪守医德，尊师守纪，刻苦钻研，孜孜不倦，精益求精，全面发展。

我决心竭尽全力除人类之病痛，助健康之完美，维护医术的圣洁和荣誉。救死扶伤，不辞艰辛，执着追求，为祖国医药卫生事业的发展和人类身心健康奋斗终生！

一、医学伦理学的概念

医学伦理学（medical ethics）是一门研究医学道德的科学，是伦理学的一个分支，也是医学的一个重要组成部分。它是运用伦理学的一般原则解决医疗卫生实践和医学发展过程中的医学道德问题和医学道德现象的学科。医学伦理学既是医务人员在职业教育中必须接受的一门有关职业道德的理论课程，又是一门密切联系医学临床、实践性很强的学科。在基层医疗工作岗位中，医学伦理学不仅关乎医生与患者之间的信任关系，更直接影响医疗服务的质量和患者的满意度。

二、医学伦理学的原则

（一）指导原则

医学伦理学的指导原则，调节医学领域各种道德关系的根本原则，在医学伦理学规范体系中居于主导地位，具有广泛的指导性和约束力，是基本原则和具体原则的思想统领和指南，是社会观在医疗卫生领域的具体体现。我国医学伦理学在社会主义时期，具有鲜明的时代特征，是我国社会主义核心价值体系的具体体现。它要求医务人员遵循“防病治病，救死扶伤；实行社会主义的人道主义；全心全意为人民身心健康服务”的原则（表1-1-1）。其中，“防病治病”是手段，“救死扶伤”是宗旨，“实行社会主义人道主义”和“全心全意”是理念，“为人民身心健康服务”是目标，三个方面相互支撑、相互作用，共同传承和完善着我国“医乃仁术”的传统美德，是社会主义核心价值观在医疗卫生领域的具体体现。它要求医务人员必须提高自己的医学道德和医疗技术，做到“医者仁心”“济世救人”。

表1-1-1　医学伦理的指导原则

原　则	内　容
防病治病，救死扶伤	防病治病从宏观层面强调了医疗机构从业人员的道德责任，主要包括治病与防病两个方面，反映了我国新时期的卫生工作方针。1941年，毛泽东为中国医科大学第14期学员毕业典礼活动撰写了“救死扶伤，实行革命的人道主义”的题词，标志着革命人道主义医德观的形成和确立。“防病治病，救死扶伤”继承了历史上最优良的医德传统，总结了革命根据地医疗卫生实践的经验，反映了医疗卫生事业的基本特点
实行社会主义人道主义	在当今社会主义建设时期，强调实行社会主义人道主义是对革命人道主义传统的继承和超越，是以马克思主义世界观和历史观为指导，建立在社会主义经济基础之上并同社会主义政治制度、核心价值观相适应的价值原则。它要求对人的生命加以敬畏和珍爱，对人的尊严予以理解和维护，对患者的权利给以尊重和保护，对患者的身心健康投以同情和仁爱，以人为本，对患者给予关怀照顾
全心全意为人民身心健康服务	全心全意为人民身心健康服务是社会主义医学伦理学原则的最高要求，也是社会主义医学道德的核心内容和目标。首先，为人民健康服务应该是全方位的。其次，为人民健康服务作为一种道德境界应该是分层次的。为人民身心健康服务是基本要求、基本境界，经过积极努力，多数医务人员都可以达到；全心全意为人民身心健康服务是最高要求、最高境界，医务人员只有执着追求、养成和坚守医学职业精神，才能够达到

（二）基本原则

医学伦理学的基本原则是指在医学实践活动中调节医务人员人际关系及医务人员、医疗卫生保健机构与社会关系的最基本出发点和指导原则，也是衡量医务人员职业道德水平的最高尺度。主要包括尊重原则、不伤害原则、有利原则、公正原则等。

1.尊重原则　指在医疗实践中，医务人员对患者的人格尊严及其自主性的尊重。知情同意和选择、要求保守秘密和隐私等均是尊重患者的体现。其内容主要包括尊重患者的生命、人格尊严、隐私、自主权。

尊重原则要求医务人员做到以下几点。

（1）平等尊重患者及其家属的人格和尊严。

（2）尊重患者知情同意和选择的权利，对丧失知情同意或选择能力的患者，应该尊重其家属或监护人的知情同意和选择的权利。

（3）要履行帮助、劝导，甚至限制患者选择的责任。为了使患者知情同意和选择，医务人员要帮助患者如提供正确、适量、适度的信息，并让患者能够理解，在此前提下让患者自由地同意和选择，如患者的选择不当，应劝导患者，而不能采取听之任之、出问题自负的态度。若劝导无效，仍应尊重患者或家属的自主权。

需要注意的是，患者自主权实现的前提条件，主要包括：①它是建立在医护人员为患者提供适量、正确且患者能够理解的信息基础之上的；②患者必须具有一定的自主能力，对于丧失自主能力的患者（如精神病急性发作期、处于昏迷或植物状态的患者）及缺乏自主能力的患者（如婴幼儿、少年患者、严重智力低下的患者）是不适用的，其自主性可由家属、监护人代理；③患者做出决定时，情绪必须处于稳定状态；④患者的自主性决定必须是经过深思熟虑的；⑤患者自主性决定不会与他人、社会的利益发生严重冲突。

2.无伤原则　即不伤害原则，是指医务人员在诊治过程中，应尽量避免对患者造成生理上和心理上的伤害，更不能人为有意地制造伤害。临床上可能对患者造成的伤害包括躯体伤害、精神伤害、经济损失。但是，不伤害原则不是绝对的，有些诊断、治疗手段即使符合适应证，也会给患者带来躯体上或心理上的一些伤害，应对伤害做出必要的防护措施，努力避免各种伤害的可能或将伤害减少到最低限度。如在采用核医学的方法对患者进行检查时，对患者采取防护手段，严格控制进入人体试剂剂量。

为使伤害减少到最低限度，对医务人员提出以下要求。

（1）树立为患者利益和健康着想的动机，杜绝有意伤害和责任伤害。

（2）尽力提供最佳的诊治、护理手段，防范无意但却可知的伤害，把可控伤害控制在最低限度。

（3）对有危险或有伤害的医护措施进行评价，选择利益大于危险或伤害的措施等。

3.有利原则　在医疗实践中，有利原则是指医务人员的诊治、护理行为对患者有益，既能减轻痛苦，又能促进康复。广义的有利原则（通常所说）是指医务人员的诊疗、护理行为不仅对患者有利，而且有利于医学事业和医学科学的发展，有利于促进人群、人类的健康和福利。

有利原则对医务人员提出以下要求。

（1）医务人员的行为要与解除患者的痛苦有关。

（2）医务人员的行为可能减轻或解除患者的痛苦。

（3）医务人员的行为对患者利害共存时，要使行为给患者带来最大的利益和最小的伤害。

（4）医务人员的行为为使患者受益而不会给他人带来太大的伤害。

4.公正原则　指以形式公正和内容公正的有机统一为依据，分配和实现医疗和健康利益的伦理原则。当代倡导的医学服务公正观是形式公正与内容公正的有机统一。即具有同样医疗需要以及同等社会贡献和条件的患者，则得到同样的医疗待遇，不同的患者则分别享受有差别的医疗待遇；在基本医疗保健需求上要求做到绝对公正，即人人同样享有，在特殊医疗保健需求上要求做到相对公正，即只有具备同样条件（主要是经济支付能力）的患者，才会得到同样的满足。

公正原则对医务人员提出以下要求。

（1）公正地分配卫生资源。医务人员既有宏观分配卫生资源的建议权，又有参与微观分配卫生资源的权利，因此应根据形式公正和内容公正的原则，运用自己的权利，尽力实现患者基本医疗和护理的平等。

（2）在态度上平等对待患者。特别应该给予老年患者、精神病患者、残疾患者及年幼患者提供特别的医学关怀与照顾。

（3）在处理医患纠纷及医护差错事故时，应秉持公正原则，坚持实事求是，确保立场中立，避免任何形式的利益冲突，确保决策不受个人私利影响。

三、医学伦理学与临床实践技能操作

1.要做到知情同意 知情同意即知晓医疗活动的所有内容，医患之间达成共识。在临床实践技能操作中，医务人员应该以患者的实际利益出发，选择合理的方案，并做好说明和解释工作；在每项操作开始前应当让患者完全知晓操作的目的、方法、原则、危险及并发症等，并且自主决定是否同意该项操作的实施，尊重患者的选择权。

2.要做到保护患者的隐私 患者的隐私包括患者向医生提供的个人基本信息、生理、心理信息等，以及通过临床实践技能实行诊疗之后获知的关于疾病方面的信息。医生在询问病史、体格检查或相关操作时均需注意保护患者隐私，更不应向他人透露有可能会损坏患者声誉、尊严、人格等的私密信息。例如，在对患者的体格检查中，所获知的患者的生理缺陷在未得到患者的同意之下，不可随意向医疗小组之外的人员或其他人员透露。但这种保密不是绝对保密，当保护患者的隐私和患者的生命相冲突时，应当以患者的生命优先。

3.要做到医疗最优化 医疗最优化即指在医疗活动中，采取对患者最有利且伤害最小的检查手段、治疗方案、手术方案等。在临床实践操作中，要综合考虑患者的病情需要以及患者的经济能力、身体状况等因素，为患者选择最佳的操作手段，以求给患者带来最小生理、心理上的伤害，以及最低的经济负担等。

4.要做到生命至上 生命至上即生命价值原则，指关心、维护、捍卫人的生命，它是临床实践技能操作伦理学中的终极判断依据。医疗活动中的所有行为都应将患者的生命至上放在首位。当行为与生命至上相违背时，应当立即制止，尊重生命的价值。

任务二　分析医德医风与临床实践技能操作的相互作用

道德经·第五十一章

春秋时期·老子

道生之，德畜之，物形之，器成之。是以万物莫不尊道而贵德。道之尊，德之贵，夫莫之爵而常自然。故道生之，德畜之；长之育之，亭之毒之，养之覆之。生而不有，为而不恃，长而不宰。是谓玄德。

注：在《道德经》中，“道”指的是事物运行的真理，“德”指的是人的品行，“道”和“德”是两个不同的概念。认识到“道”的真实存在，了解“道”的运行规律，从而按照“道”的运行规律做人做事，人生少走弯路；同时认识到“道”的力量，做人做事有所敬畏，在没有人看到的地方也要谨慎行事。

一、医德医风的内涵

（一）概念

道德是一种社会意识形态，它是人们共同生活及其行为的准则和规范。医学职业道德是从事医学职业的人们在医疗卫生保健工作中应遵循的行为准则和规范的总和。医德医风是指医护人员应具有的医学道德风尚，属于医学职业道德的范畴，它不仅关乎医生个人的职业操守，更直接影响到医疗服务的质量和患者的满意度。医德医风的核心在于“以患者为中心”，强调尊重生命、关爱患者、精益求精、廉洁行医。这要求医务人员在工作中始终保持高度的责任心和敬业精神，以高尚的医德和优良的医风赢得患者的信任和社会的尊重。

（二）对医护人员的要求

1. 坚持医德基本原则　提高对医学伦理基本原则（即尊重原则、不伤害原则、有利原则、公正原则）的认识和理解，并用这些基本原则指导自己的职业活动。同时提高对医疗卫生保健实践中伦理问题的敏感性，运用这些基本原则分析和解决伦理问题，把医疗技术和医学伦理统一起来。

2. 认真履行医学道德规范　①救死扶伤，施行社会主义的人道主义；②尊重患者的人格和权利，对待患者不分民族、性别、职业、地位、财产状况，都应一视同仁；③文明礼貌服务；④廉洁奉公，自觉遵纪守法，不以医谋私；⑤为患者保守医密，施行保护性医疗，不泄露患者隐私与私密；⑥互学互尊，团结协作，正确处理同行同事之间的关系；⑦严谨求实，奋发进取，钻研医术，精益求精。

3.提高自觉性 在执业活动中，要不断提高履行医学道德基本原则和规范的自觉性和责任感，逐渐形成良好的医学道德信念，养成良好的医学道德行为、习惯和风尚。

二、医德医风在临床实践技能操作中的体现

（一）慎选方法，精益求精

医生在对患者进行诊疗的时候，应当从患者实际病情出发，遵守最优原则，选择合适的操作方法（如体格检查、辅助检查等），避免不必要的检查，为患者节约金钱和时间。在临床实践中应始终保持高度的责任心，对待每一个患者都认真负责，确保诊疗过程的准确性和安全性；不断学习新知识、新技术，提高自己的专业水平，以精湛的医术为患者提供优质的医疗服务。

（二）重视患者，维护利益

医生要以患者为服务对象，为其提供最优质的服务。在临床实践技能操作中，要切实维护患者的利益。患者在充分了解的基础上，做出执行和不执行的决定。尤其是一些费用昂贵、过程复杂或者是涉及隐私部位检查的操作，医生应该要取得患者的理解和同意。

（三）知情同意，注重沟通

医生要向患者及其家属详细说明操作的目的、意义、危险性等内容。在诊疗过程中应关注患者的情感需求和心理变化，以温和、耐心的态度与患者进行沟通；应详细解释病情、治疗方案和注意事项等，确保患者充分了解自己的病情并积极配合治疗；对于患者的疑虑和担忧，应给予充分的解答和安慰，帮助患者建立战胜疾病的信心。

（四）关心体贴，减少伤害

国内外对于医德的表述中，都提到了要关心患者，将患者当作“至亲”一样去对待。尤其是某些严重疾病、心理障碍的患者，医生在对其进行临床诊疗操作的时候应当关心、细心、耐心。在操作的过程中，要注意遵守操作的标准，手法轻柔、动作敏捷，减少对患者的伤害。

（五）尊重患者，保护隐私

对待患者要一视同仁，不可将经济、外貌等因素夹杂在临床实践操作之中，应确保诊疗环境的私密性，为患者提供安全的倾诉空间。如对待异性患者，在操作过程中，态度要庄重。不将患者的基本信息泄露，也不可将患者的诊疗结果泄露给不必要的人，注意诊疗结果的保管，保护患者的隐私。

任务三　强化医患沟通能力培养

黄帝内经·素问·疏五过论

岐伯曰：夫治民与自治，治彼与治此，治小与治大，治国与治家，未有逆而能治之也，夫惟顺而已矣。顺者，非独阴阳脉论气之逆顺也，百姓人民皆欲顺其志也。

黄帝曰：顺之奈何？

岐伯曰：入国问俗，入家问讳，上堂门礼，临病人间所便。

黄帝曰：便病人奈何？

岐伯曰：夫中热消瘅，则便寒。寒中之属，则便热。胃中热，则消谷，令人悬心善饥，脐以上皮热。肠中热，则出黄如糜，脐以下皮寒。胃中寒，则腹胀。肠中寒，则肠鸣飧泄。胃中寒，肠中热，则胀而且泄。胃中热，肠中寒，则疾饥，小腹痛胀。

黄帝曰：胃欲寒饮，肠欲热饮，两者相逆，便之奈何？且夫王公大人、血食之君，骄恣从欲，轻人，而无能禁之，禁之则逆其志，顺之则加其病，便之奈何？治之何先？

岐伯曰：人之情，莫不恶死而乐生，告之以其败，语之以其善，导之以其所便，开之以其所苦，虽有无道之人，恶有不听者乎？

——和患者相处，有许多技巧，要根据对象的不同采用不同的方法。

一、医患沟通

（一）概念

狭义的医患沟通（doctor-patient communication），指医方在日常医疗活动中，与患方就疾病、健康问题及相关因素（如费用、服务等）进行的沟通交流。狭义的医患沟通发生在医患个体之间，牵涉的范围小、影响小。

广义的医患沟通，指医务工作者、医疗卫生机构管理人员、卫生主管人员以及医学教育工作者等，主要围绕医疗卫生的医疗技术与服务标准、医德、法律法规、政策制度等方面，以非诊疗的方式与社会各界进行沟通。广义的医患沟通发生于医疗卫生服务相关群体与整个社会之间，它不仅有利于医患双方个体的信任合作及关系融洽，也能推动医学发展和社会进步。

（二）医患沟通的内容

1.技术沟通 医患沟通是技术沟通。医患双方在医疗技术活动中，为了收集病史、临床检查、诊疗疾病、确立治疗方案等而进行的沟通。如体格检查需患者配合，要进行沟通；治疗方案需得到患者的同意，要进行沟通。

2.非技术沟通 医患关系是非技术沟通。医患双方在医疗活动中，双方会产生道德关系、经济关系、法律关系、价值关系等非技术关系，而在这种非技术关系中医患间的沟通就是非技术沟通。非技术沟通中，情感交流的作用至关重要。

在临床实践中，医患沟通不仅仅是简单的问答交流，它涉及情感交流、信息传递、决策共享等多个层面。良好的医患沟通不仅能够提高治疗效果，减少医疗纠纷，还能增强患者对医生的信任感。在基层医疗工作岗位中，医患沟通更是医疗服务的重要组成部分。

二、沟通能力

（一）语言沟通

希波克拉底说："有两样东西能治病，一是语言，二是药物。"语言沟通是以词语符号为载体实现的沟通，如语言沟通、书面沟通等。实现医患间良好的语言沟通，需要做到以下几点：①运用得体的称呼语，诊疗过程中使用亲切、温暖、礼貌的语言；②对在诊治中有疑惑的患者,使用科学、通俗、易于被患者理解的解释性语言；③对由于疾病缠身，常有不安、焦虑、烦躁、忧虑等不良心理因素的患者使用安慰性语言，使其安心地配合治疗；④对长期住院、治疗效果不显著而着急、信心不足的患者，要使用鼓励性语言，使其树立战胜疾病的信心；⑤对因对疾病不了解而恐惧、焦虑的患者，可应适当运用幽默的语言，缓解患者的紧张情绪；⑥不评价他人的诊断与治疗，尊重其他患者的隐私与尊严。

（二）非语言沟通

非语言沟通是指使用语言之外的方式进行沟通，如身体动作、眼神、声音、衣着打扮等。在非语言沟通时，医务工作者一方面要善于观察患者的非语言信息，并消除患者的顾虑而鼓励其用语言表达出来，以便更准确地了解患者的真实想法；另一方面也要注意自己的仪表、仪态、手势、眼神、情绪、声音等对患者的影响，即要通过无声的语言传递对患者的关怀和照顾，使患者增强战胜疾病的信心。

三、医患沟通能力的提升策略

（一）自觉加强理论学习

1.学习沟通技巧 包括倾听技巧、非语言沟通（如肢体语言、面部表情）、积极反馈等，主动学习并反复练习。这些技巧有助于医生更准确地理解患者需求，传递信息。

2.学习人文社会科学知识　如哲学、心理学、伦理学、社会学等，这些课程能帮助医务工作者增加对患者的理解，有助于培养自身的社会责任感、人际交往和合作能力。

（二）加强实践锻炼

1.早期接触临床　医学生应主动尽早接触临床，通过问诊、体格检查、病历书写等临床实践活动，增加与患者直接接触的机会，在真实实践中有利于学习和掌握沟通技巧。

2.进行模拟训练　充分利用模拟病房、标准化患者、AI问诊等工具加强训练；医学生还可以在模拟情境中扮演医生或患者角色，通过角色扮演来体验真实的医患沟通场景，锻炼沟通技巧。

（三）培养同理心与情感智力

同理心是理解患者情感需求、体验患者痛苦的关键。医学生应通过情感教育和临床实践来培养同理心，学会站在患者的角度思考问题。在沟通中关注患者的情感变化，给予适当的安慰和支持。通过表达对患者的关心和理解，建立信任关系，促进治疗方案的顺利实施。

（四）提高专业知识水平

医学生应加强对本专业知识的学习，掌握扎实的理论基础。只有对专业知识有深入的理解，才能在面对患者的问题时，运用所学知识来解答，避免尴尬和措手不及。

此外，医学领域不断发展，新技术、新疗法层出不穷。医学生应保持对新知识的敏感性和好奇心，积极参加各种培训和学习交流活动，不断提升自己的专业素养。

医学伦理学

一、小技巧

1.全面理解基本原则

（1）尊重原则：尊重患者的自主权、知情同意权、人格尊严等；

（2）不伤害原则：在医疗过程中尽可能避免对患者造成身心伤害；

（3）有利原则：医务人员的行为应对患者有益，同时权衡利弊，确保最大善果和最小恶果。

（4）公正原则：公正地分配医疗资源，公平对待每位患者。

2.结合临床案例 医学伦理学试题越来越贴近临床实际，尝试将理论知识与临床案例相结合，增强理解和记忆。

3.关注新题型 近年来，考试中出现了将伦理学、心理学、卫生法规三门学科知识点综合的题型（如A3/A4型题），需注意跨学科知识的整合与运用。

二、易错点

1.伦理原则混淆

（1）不伤害原则与有利原则容易混淆。不伤害原则强调避免伤害，而有利原则强调在避免伤害的基础上促进患者健康。

（2）尊重原则与自主原则的区别。尊重原则强调尊重患者的自主权和人格尊严，而自主原则更侧重于患者的自我决策权。

2.临床案例分析 在分析临床案例时，容易忽略患者的具体情况和背景信息，导致判断失误。需要全面、细致地分析案例，结合医学伦理学原则进行判断。

注：医学伦理学知识是临床执业助理医师资格实践技能考试大纲考试内容之一。

（郝 玲 李媛媛）

PPT

项目二　学会病史采集

任务一　明确病史采集的要素与准则

病史采集是临床医生获取患者信息、建立诊断、制订治疗计划的基础。良好的病史采集技能对于医学生及临床医生至关重要。本模块将详细介绍病史采集的原则、技巧及具体步骤，同时结合执业助理医师资格考试实践技能考核大纲的要求进行阐述。

	病史采集	问诊
定义与目的	系统询问患者及相关人员，收集临床资料	通过与患者对话，获取症状、体征等信息，为诊断提供依据
内容	包括一般项目、主诉、现病史、既往史、个人史、婚姻史、月经生育史（女性）、家族史等	侧重于症状、体征及其变化过程的详细描述
侧重点	全面性、系统性地收集患者信息	针对性、深入地了解患者症状及体征
方法	系统询问、记录患者信息	医生运用询问技巧，引导患者描述
实际应用	为诊断提供全面的信息基础	辅助医生进行更准确的病情判断

病史采集是临床实践中至关重要的一环，它不仅关乎诊断的准确性，还直接影响到治疗计划的制订及患者预后。因此，在采集病史时，必须遵循一系列的基本原则，以确保信息的全面、准确和有效。

一、全面性

（一）广泛覆盖

病史采集应涵盖患者的所有相关方面，包括但不限于主要症状、伴随症状、既往病史、个人生活习惯、家族遗传史等。

（二）细致入微

对于每个症状或体征，都应详细询问其部位、性质、持续时间、严重程度、加重或缓解因素等细节，以便全面评估病情。

例：一位中年男性患者因胸痛就诊。在病史采集过程中，不仅需要针对性地询问胸痛的部位、性质、持续时间等基本信息，还需要详细询问伴随症状（如呼吸困难、心悸等）、既往心脏病史、吸烟史、家族中是否有心脏病患者等，以确保全面评估病情。

（三）全面问诊，防止遗漏

对于初学者，容易遗漏饮食、大便、小便、睡眠、体重、既往史、个人史、月经史、婚姻生育史、家族史、冶游史等。

二、系统性

（一）逻辑顺序

按照一定的逻辑顺序进行询问，如先询问主诉、现病史，再了解既往史、个人史和家族史，有助于系统地梳理患者信息。

（二）层次分明

将病史信息按照一定的层次结构进行分类和整理，便于后续的分析和诊断。

例：在对一名糖尿病患者进行病史采集时，建议首先询问患者糖尿病的病程、治疗经过及血糖控制情况（现病史），再询问既往是否有高血压、高脂血症等相关疾病（既往史），接下来再询问患者的饮食习惯、运动情况（个人史），最后还需要询问家族中是否有糖尿病或其他遗传性疾病的病史（家族史），这样的询问顺序体现了系统性和层次性。

（三）抓住重点，准确有序

从主诉入手，让患者充分地陈述和强调他自己认为重要的情况和感受的同时，注意引导患者逐渐深入至有目的、有层次、有顺序地询问。

三、客观性和准确性

（一）以患者为中心

病史采集应完全基于患者的陈述，避免医生的主观臆断和先入为主的观念。

（二）中立态度

在询问过程中保持中立态度，不引导患者回答，不暗示或施加压力。

（三）核实信息

对于关键信息点，如诊断名称、治疗经过等，应尽可能核实患者提供的原始资料（如病历、检查报告等），以确保其准确性。

例：一位患者自述“我肯定是得了胃癌”。不能以患者自诉下结论或带思路，而是需要基于患者的症状（如胃痛、食欲不振、体重下降）和客观检查结果（如胃镜、活检病理报告）来评估病情，避免主观臆断。

四、尊重性

（一）尊重隐私

在询问病史时，应尊重患者隐私权，避免询问与诊疗无关的个人信息。

（二）同理心

展现同理心，理解患者的感受和需求，以关怀和尊重的态度与患者交流。

例：在询问一名女性患者的月经生育史时，医生首先需征得患者的同意，并在私密的环境中以敏感和尊重的方式进行询问，确保患者的隐私得到保护。如医生与患者性别不同，还需在同性工作人员陪同下询问。

五、沟通技巧

（一）清晰表达

使用简单易懂的语言与患者交流，避免使用过多的医学术语。

（二）有效倾听

耐心倾听患者的陈述，不打断或急于下结论。

（三）引导与澄清

必要时，通过开放式问题引导患者提供更多信息，并对患者的回答进行澄清和确认。

例：面对一位对医学术语不熟悉的老年患者，医生应使用简单易懂的语言（如"您平时有没有觉得胸口闷得慌？"）来询问症状，同时耐心倾听患者的回答，并在必要时通过开放式问题（如"您能详细描述一下那种感觉吗？"）引导患者提供更多信息。这样的沟通技巧有助于建立良好的医患关系并提高病史采集的有效性。

遵循这些原则，可以更有效地采集病史信息，为准确诊断和科学治疗奠定坚实的基础。同时，这些原则也体现了医疗工作的专业性和人文关怀精神。

任务二　把握病史采集的关键环节

在病史采集过程中，针对一些常见症状，需要特别注意询问特定的细节，以便更准确地评估病情。执业助理医师考试中考试大纲中病史采集相关考察的症状主要有43个，分别是：①发热；②苍白、乏力；③皮肤黏膜出血；④皮疹；⑤水肿；⑥淋巴结肿大；⑦肩颈痛；⑧颈静脉怒张；⑨甲状腺肿大；⑩咳嗽与咳痰；⑪咯血；⑫发绀；⑬呼吸困难；⑭胸痛；⑮心悸；⑯心脏杂音；⑰恶心与呕吐；⑱进食哽噎、疼痛与吞咽困难；⑲呕血；⑳便血；㉑腹痛；㉒腹泻；㉓便秘；㉔黄疸；㉕肝大；㉖脾大；㉗腹水；㉘腹部肿块；㉙停经；㉚阴道流血；㉛阴道分泌物异常；㉜腰痛；㉝关节痛；㉞血尿；㉟尿频、尿急与尿痛；㊱无尿、少尿与多尿；㊲消瘦；㊳头痛；㊴眩晕；㊵晕厥；㊶痫性发作与惊厥；㊷意识障碍；㊸瘫痪。在实际工作和应试过程中，患者多为2个以上症状为主诉。

一、病史采集要点

（一）现病史的采集

1.起病情况 包括发病的时间、地点、环境、起病的缓急情况、前驱症状、发病的症状及其严重程度。

2.主要症状特点 包括主要症状出现的部位、性质，持续的时间和程度，缓解或加因素。

3.病因与诱因 尽可能地了解与本次发病有关的病因，包括外伤、中毒、感染等，以及诱因，情绪、气候、地理及生活环境、起居饮食失调等。

4.病情的发展和演变 包括患病过程中主要症状的变化或新症状的出现。

5.伴随症状 在患者出现主要症状的基础上，又同时出现一系列的其他症状，这些伴随出现的症状常常是鉴别诊断的依据，或提示出现了并发症。

6.诊疗经过 患病后曾接受检查与治疗的经过，包括检查方法、时间、结果、诊断名称及治疗方法、效果、不良反应等。

7.一般情况 包括发病以来患者的精神状况、体力状态、生活习惯、食欲及食量的改变、睡眠、体重变化、大小便情况等。

（二）相关病史

1.既往史 既往健康情况，曾患过哪些疾病，有无手术史、外伤史等（包括既往史、个人史、婚育史、家族史等），特别是与现病史有密切关系的疾病。

2.有无食物、药物过敏史 可酌情补充手术史、传染病史、冶游史等。

3.其他相关病史（有无相关疾病） 有无类似发作史，有无某病病史，有无某病家族史（必要时，女性患者应询问月经生育史，婴幼儿询问喂养史与疫苗接种史）。

二、常见症状的病史采集要点

（一）发热

1.现病史

（1）病因与诱因 有无创伤、受凉。

（2）发热的特点 起病缓急（突然发热/逐渐升高）、患病时间、持续时间、热度

（最高温度）、热型、加重和缓解因素。

（3）伴随症状　有无畏寒、寒战、结膜充血、单纯疱疹、出汗、肝脾淋巴结肿大、紫癜、皮疹、昏迷等。

（4）一般状态　发病以来的饮食、体重、睡眠、大小便。

（5）诊疗经过　①是否到其他医院就诊过？做过何检查？检查结果如何？②有无治疗？用药情况？疗效如何？

2.相关病史

（1）是否有药物过敏史、外伤史。

（2）既往有无类似发作，有无传染病接触史、疫水接触史、职业特点、手术史、流产或分娩史。

（二）疼痛

常见的疼痛主要包括头痛、胸痛、腹痛、腰痛、关节痛、颈肩痛等。在病史采集过程中，需要明确疼痛的具体位置，是否放射到其他部位；引导患者描述疼痛是钝痛、锐痛、烧灼感、刺痛还是其他感觉；疼痛是持续性的还是间歇性的，每次持续多久；哪些活动或体位会加重或减轻疼痛；是否有相关伴随症状：如发热、恶心、呕吐、呼吸困难等。下面主要以头痛和胸痛为例讲述病史采集要点。

1.头痛

（1）现病史　见表1-2-2。

表1-2-2　头痛现病史采集要点

采集项目	采集要点
起病情况	发病时间，起病急缓
头痛的特点	诱因、部位、范围、性质、程度、频度、持续时间、激发或缓解因素
病因与诱因	如感染
伴随症状	呕吐，眩晕，抽搐，视物模糊，视力减退，感觉、运动障碍，意识障碍等
一般情况	精神、饮食、睡眠、大小便情况、体重
诊疗经过	是否到其他医院就诊过？做过何检查？检查结果如何？治疗用药情况？疗效如何？

（2）相关病史

1）既往史：感染史，高血压，动脉硬化，颅脑外伤，肿瘤等；有无食物、药物过敏史。

2）个人史：有无毒物接触史。

3）月经婚育史。

4）家族史：家族中有无类似头痛疾病史。

2.胸痛

（1）现病史　见表1-2-3。

表1-2-3 胸痛现病史采集要点

采集项目	采集要点
病因诱因	精神紧张、体力活动等
主要症状特点	起病缓急，发作疾患程度、病程、疼痛出现时间、部位、范围、性质、持续时间、有无放射，加重或缓解因素（与咳嗽、呼吸、体位、吞咽的关系）
伴随症状	是否伴发热、咳嗽、咳痰、咯血、吞咽困难、呼吸困难、休克改变（大汗、发绀、心悸、血压、意识状态）
一般状态	发病以来饮食、睡眠、大小便及体重变化
诊疗经过	是否到其他医院就诊过？做过何检查？检查结果如何？治疗用药情况？疗效如何？

（2）相关病史

1）是否有药物过敏史、手术史、外伤史。

2）既往有无类似发作，有无高血压、高脂血症、糖尿病、心脏病、结核病史、烟酒嗜好、下肢静脉血栓等。

3）家族史。

（三）咳嗽与咳痰

1.现病史

（1）病因诱因　有无感染、服用卡托普利药物。

（2）主要症状特点　咳嗽的发作时间、音色、性质和程度。痰的性状、量、颜色、气味。

（3）伴随症状　有无发热、咯血、胸痛、呼吸困难、发绀、杵状指。

（4）全身状态　发病以来饮食、睡眠、大小便及体重变化。

（5）诊疗经过

①是否到其他医院就诊过？做过何种检查？检查结果如何？

②治疗用药情况？疗效如何？

2.相关病史

（1）是否有药物过敏史、手术史。

（2）既往有无类似发作，有无呼吸系统和心血管系统疾病史。是否有传染病接触史、职业与吸烟史。

（四）咯血

1.现病史

（1）病因诱因　有无支气管、肺疾病，心血管疾病，血液病等。

（2）主要症状特点　咯血的性质、次数、性状、量、颜色、气味，加重或缓解因素，是否与月经有关，是否与季节有关。

（3）伴随症状　发热、盗汗、胸痛、呼吸困难、发绀、杵状指、咳嗽、咳痰、皮肤黏膜出血。

(4)全身状态　发病以来饮食、睡眠、大小便及体重变化。

(5)诊疗经过

①是否到其他医院就诊过？做过何种检查？检查结果如何？

②治疗用药情况？疗效如何？

2.相关病史

(1)是否有药物过敏史、手术史。

(2)既往有无类似发作，有无呼吸系统疾病、血液病、心血管系统疾病史。是否有呼吸系统传染病和传染病接触史、职业与吸烟史。

(五)呼吸困难

1.现病史

(1)病因诱因　有无外伤、感染、劳累等。

(2)主要症状特点　起病缓急、程度、发病时间和持续时间、性质(吸气性还是呼气性)、诱发和缓解因素，与体位、活动的关系。

(3)伴随症状：有无发热、盗汗、咯血、心悸、胸痛、呼吸困难、发绀、杵状指、咳嗽、咳痰，有无夜间阵发性发作和端坐呼吸。

(4)全身状态　发病以来饮食、睡眠、大小便及体重变化。

(5)诊疗经过

①是否到其他医院就诊过？做过何种检查？检查结果如何？

②治疗用药情况？疗效如何？

2.相关病史

(1)是否有药物过敏史、手术史。

(2)既往有无类似发作，有无呼吸系统、心血管系统疾病史。有无季节性发作过敏史。是否有呼吸系统传染病和传染病接触史、职业与吸烟史。

(六)心悸

1.现病史

(1)病因诱因　有无饮浓茶、咖啡、精神紧张等。

(2)主要症状特点　起病缓急、程度、发病时间和持续时间、性质、诱发和缓解因素，与体位、活动的关系。

(3)伴随症状　有无头痛、头晕、心前区疼痛、乏力、发热、多汗、咯血、消瘦、胸痛、呼吸困难、失血、咳嗽、咳痰。

(4)全身状态　发病以来饮食、睡眠、大小便及体重变化。

(5)诊疗经过

①是否到其他医院就诊过？做过何种检查？检查结果如何？

②治疗用药情况？疗效如何？

2.相关病史

（1）是否有药物过敏史、手术史。

（2）既往有无类似发作，有无呼吸系统疾病、心血管系统疾病、甲状腺功能亢进症、神经官能症等疾病史。有无季节性发作过敏史。是否有呼吸系统传染病和传染病接触史、职业与吸烟史。

（七）水肿

1.现病史

（1）病因诱因　有无劳累、情绪激动等。

（2）主要症状特点　起病缓急、程度、部位、性质、进展速度、发病时间，有无颜面水肿，何时加重，与月经的关系。

（3）伴随症状　有无高血压、血尿、蛋白尿；有无胸闷、憋气、发绀、呼吸困难；有无皮肤黄染、食欲不振、厌油、恶心、腹胀；有无腹泻、消瘦。

（4）全身状态　发病以来饮食、睡眠、大小便及体重变化。

（5）诊疗经过

①是否到其他医院就诊过？做过何种检查？检查结果如何？

②治疗用药情况？疗效如何？

2.相关病史

（1）是否有药物过敏史、手术史。

（2）既往有无类似发作，有无心、肝、肾病及营养不良病史。

（八）恶心与呕吐

1.现病史

（1）病因诱因　有无进食不当、精神紧张、劳累等。

（2）主要症状特点　起病缓急、病程、程度及呕吐的次数、量、性状、气味、颜色；呕吐的前驱症状（有无恶心）；与进餐的关系，是否喷射性，与头疼的关系，呕吐后腹痛是否减轻。

（3）伴随症状　有无发热、寒战、皮肤黄染、食欲不振、厌油、恶心、腹胀，有无腹泻、消瘦乏力，有无头痛、头晕、意识障碍。

（4）全身状态　发病以来饮食、睡眠、大小便及体重变化。

（5）诊疗经过

①是否到其他医院就诊过？做过何种检查？检查结果如何？

②治疗用药情况？疗效如何？

2.相关病史

（1）是否有药物过敏史、手术史、服药史。

（2）既往有无类似发作，有无不洁食物史、传染病接触史，有无消化系统疾病、肝肾疾病、神经官能症，有无高血压、头部外伤史；有无停经史。

（九）呕血与便血

1.现病史

（1）病因诱因　有无饮酒、进食粗糙食物、激惹性药物等。

（2）主要症状特点　起病缓急、病程、次数、量、性状、气味、颜色；与大便的关系。

（3）伴随症状　有无头晕、心悸、口渴、出汗、尿量减少，有无发热、腹疼呕吐、黑便、反酸、皮肤黄染。

（4）全身状态　发病以来饮食、睡眠、大小便及体重变化。

（5）诊疗经过

①是否到其他医院就诊过？做过何种检查？检查结果如何？

②治疗用药情况？疗效如何？

2.相关病史

（1）是否有药物过敏史、手术史、服药史。

（2）既往有无类似发作，有无消化性溃疡、肝硬化病史、急性胃炎、胃癌、痔疮、肛裂；有无血液病史；有无进食粗糙食物、非甾体解热镇痛药和饮酒史。

（十）腹泻与便秘

1.现病史

（1）病因诱因　有无不洁进食、聚餐、旅行、服泻药等。

（2）主要症状特点　起病缓急、病程、性质、次数、量、性状、气味、颜色；加重或缓解因素。

（3）伴随症状　有无头晕、心悸、口渴、出汗、尿量减少；有无寒战、发热、腹胀、腹疼、恶心、呕吐、直肠刺激症状、反酸、皮肤黄染。

（4）全身状态　发病以来饮食、睡眠、大小便及体重变化。

（5）诊疗经过

①是否到其他医院就诊过？做过何种检查？检查结果如何？

②治疗用药情况？疗效如何？

2.相关病史

（1）是否有药物过敏史、胃肠手术史、服药史。

（2）既往有无类似发作，有无不洁进食史、消化系统疾病史：有无肠道传染病接触史：有无服泻药史；肠道肿瘤要问家族史。

（十一）黄疸

1.现病史

（1）病因诱因　有无进食蚕豆、输血史等。

（2）主要症状特点　起病缓急、病程、性质、程度及色泽、发展速度；是否伴有浓茶尿、酱油尿；是否伴白陶土样大便，与进食胡萝卜、柑橘或药物有关。

（3）伴随症状　有无寒战、高热、消瘦、腹疼腹胀、恶心、呕吐、食欲不振、蜘蛛痣、肝掌、皮肤、黏膜出血、黑便、反酸。

（4）全身状态　发病以来饮食、睡眠、大小便及体重变化。

（5）诊疗经过

①是否到其他医院就诊过？做过何种检查？检查结果如何？

②治疗用药情况？疗效如何？

2.相关病史

（1）是否有药物过敏史、手术史、服药史。

（2）既往有无类似发作，有无肝胆疾病、消化系统疾病史；有无肝炎和肝炎患者接触史；有无输血。

（十二）尿频、尿急、尿痛

1.现病史

（1）病因诱因　有无导尿病史，病前有无上呼吸道感染史？

（2）主要症状特点　起病缓急、病程、性质、次数、量、性状、气味、颜色；夜间排尿次数和夜间尿量，有无酱油尿及洗肉水样尿？加重或缓解因素。

（3）伴随症状　有无排尿困难、尿潴留、尿失禁、发热、多饮、多食、口渴、消瘦、腰痛，下腹痛的性质、程度及放射部位。

（4）全身状态　发病以来饮食、睡眠、大便及体重变化。

（5）诊疗经过

①是否到其他医院就诊过？做过何种检查？检查结果如何？

②治疗用药情况？疗效如何？

2.相关病史

（1）是否有药物过敏史、胃肠手术史、服利尿药史。

（2）既往有无类似发作，有无结核、肿瘤、肝肾病史？有无糖尿病？

（十三）惊厥

1.现病史

（1）病因诱因　有无饮酒、疲劳、感情冲动、妊娠等。

（2）主要症状特点　起病缓急、病程、性质、程度、持续时间、加重或缓解因素。

（3）伴随症状　有无发热、头痛、脑膜刺激征、意识模糊或丧失、强直、呼吸暂停、尿失禁、发绀。

（4）全身状态　发病以来饮食、睡眠、大便及体重变化。

（5）诊疗经过

①是否到其他医院就诊过？做过何种检查？检查结果如何？

②治疗用药情况？疗效如何？

2.相关病史

（1）是否有药物过敏史、手术史、头颅外伤史。

（2）既往有无类似发作，有无高血压、急性感染、小儿生育史和喂养史？

（十四）其他症状

病史采集要点请扫描二维码查看数字资源。

病史采集

一、病史采集应试小技巧

1.遵循“公式”——现病史：发病情况→症状的特点→伴随症状→诊疗经过→一般情况→既往史→系统回顾→个人史→家族史。

2.条理清晰——分条分项写，字迹工整清晰。

3.记忆技巧——症状的特点：部位、性质、范围、程度、起病时间、发生缓急、持续时间、缓解因素。

4.问诊技巧——围绕主诉，抓住重点，针对性提问，提高效率。

二、易错点

1.答题随意，不按“公式”规范书写。

2.多个症状的病史采集分散，无重点，无逻辑。

3.婴幼儿需问出生史、喂养史、预防接种史及生长发育情况等。

4.相关病史中有时需考虑有无地方病和流行病区居住史等。

（戴小丽　李媛媛　陆永安）

病史采集任务工作单 1–1（单个症状）

参考答案

组号：　　　　　　　　　　姓名：　　　　　　　　学号：

临床情景：男性，46岁，头痛3小时。

要求：你作为住院医师，请围绕以上简要病史，将应该询问的患者现病史及相关病史的内容写在答题纸上。

完成时间：10分钟。

问诊内容（总分13分）	小组评分	教师评分
一、现病史（10分）		
二、其他相关病史（3分）		

病史采集任务工作单 1–2（两个以上症状）

组号：　　　　　　　　　　　　姓名：　　　　　　　　　　　　学号：

临床情景：女性，67岁，咳嗽、咳痰伴发热5天门诊入院。

要求：你作为住院医师，请围绕以上简要病史，将应该询问的患者现病史及相关病史的内容写在答题纸上。

完成时间：10分钟。

问诊内容（总分13分）	小组评分	教师评分
一、现病史（10分）		
二、其他相关病史（3分）		

病史采集任务工作单1–3（儿童）

组号：　　　　　　　　姓名：　　　　　　　　学号：

临床情景：女孩，1岁6个月。发热1天，惊厥2次急诊就诊。

要求：你作为住院医师，请围绕以上简要病史，将应该询问的患者现病史及相关病史的内容写在答题纸上。

完成时间：10分钟。

问诊内容（总分13分）	小组评分	教师评分
一、现病史（10分）		
二、其他相关病史（3分）		

病史采集任务工作单1–4（急诊）

组号：　　　　　　　　　　姓名：　　　　　　　　　　学号：

临床情景：男性，39岁。从楼上坠落后，右侧胸痛伴呼吸困难1小时急诊入院。

要求：你作为住院医师，请围绕以上简要病史，将应该询问的患者现病史及相关病史的内容写在答题纸上。

完成时间：10分钟。

问诊内容（总分13分）	小组评分	教师评分
一、现病史（10分）		
二、其他相关病史（3分）		

模块二　临床思维训练模块

项目一　临床思维的培养

PPT

任务一　学会临床诊断思维的基本思路

一、临床思维的概念

临床思维是指运用医学科学、自然科学、人文社会科学和行为科学的知识，以患者为中心，通过充分的沟通和交流，进行病史采集、体格检查和必要的实验室检查，获取第一手资料，结合其他可利用的最佳证据和信息，结合患者的家庭和人文背景，根据患者的症状等多方面信息进行批判性的分析、综合、类比、判断和鉴别诊断，形成诊断、治疗、康复和预防的个性化方案，并予以执行和修正的思维过程和思维活动，其过程的具体体现就是临床上首程书写的顺序（图2-1-1）。

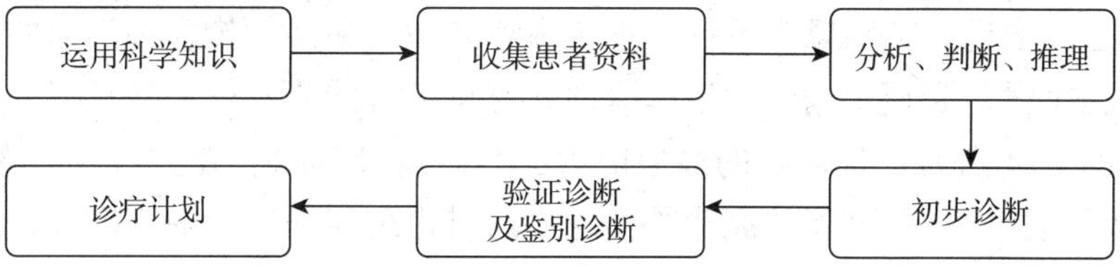

图 2-1-1　首程书写顺序

临床思维不仅是经验科学，更是思维和决策的科学，养成科学的临床思维方式是每位医生的首要目标。

二、临床思维的基本原理

临床思维是医生运用医学知识和临床经验，对患者的病史、体征、实验室检查结果等进行综合分析、做出诊断、制订治疗方案的思维过程。它要求医生具备扎实的医学知识、敏锐的观察力、严谨的逻辑推理能力和良好的沟通能力。临床思维的基本原理涵盖了综合性与系统性、动态性与连续性、证据基础与批判性思维、个体化与人性化以及伦理与沟通等多个方面。这些原理共同构成了临床思维的核心框架，指导着医生在复杂的医疗环境中做出科学、合理、人性化的决策。

1.综合性与系统性 临床思维首先要求具备综合性的知识体系和系统性的思考方式。医学是一门高度综合的学科，涉及人体解剖学、生理学、病理学、药理学等多个基础学科，以及内科学、外科学、妇产科学、儿科学等临床学科。在运用临床思维时，必须将这些学科知识融会贯通，形成一个有机的整体。同时，还需要将患者的生理、心理、社会因素纳入考量，形成对患者全面而系统的认识。

2.动态性与连续性 临床思维不是静态的，而是一个动态变化的过程。疾病的发展是连续的，患者的症状和体征会随着病情的变化而变化。因此，在临床思维过程中，需要保持高度的敏感性和警觉性，密切关注患者的病情变化，及时调整诊断和治疗方案。这种动态性和连续性要求具备快速学习和适应的能力，以应对不断变化的医疗环境和患者需求。

3.准确性与批判性 循证医学是现代医学的重要特征之一，它强调以现有最佳证据为基础进行临床决策。因此，临床思维必须建立在扎实的证据基础之上，包括高质量的临床研究、指南和专家共识等。同时，还应具备批判性思维的能力，对证据进行客观评估和分析，避免盲目跟风和主观臆断。通过批判性思维，能够更准确地识别有效的治疗方法，提高医疗质量和安全性。

4.个体化与人性化 每个患者都是独一无二的个体，其病情、体质、心理状态和社会背景各不相同。因此，临床思维必须充分考虑患者的个体差异，制订个性化的治疗方案。这要求不仅要关注患者的生理需求，还要关注其心理和社会需求，实现医疗的人性化关怀。通过个体化与人性化的临床思维，能够更好地满足患者的实际需求，提高患者的满意度和依从性。

5.伦理与沟通 临床思维不仅关乎技术和知识，还涉及伦理和沟通的问题。在运用临床思维时，必须遵循医学伦理原则，尊重患者的自主权、隐私权和知情权等权益。同时，还需要具备良好的沟通能力，与患者及其家属建立有效的沟通渠道，解释病情、治疗方案及可能的风险等信息。通过伦理与沟通的临床思维，能够建立更加和谐、信任的医患关系，提高医疗服务的整体效果。

三、临床诊断思维的原则

临床诊断思维的原则是指在面对患者时，为了准确、高效地做出诊断所遵循的一系列指导性原则。这些原则不仅有助于收集和分析信息，还能确保诊断过程的科学性和伦理性。以下是一些主要的临床诊断思维原则。

1.实事求是的原则 在临床诊断时必须尽力掌握第一手资料，尊重事实、认真观察、深入分析、全面综合、实事求是地对待客观临床资料。不能根据自己的知识范围和局部经验任意取舍，避免主观性和片面性。

例：在诊断一位长期发热并伴有皮肤、关节、心、肝、肾等多方面病态表现的患者时，医生不能仅凭主观臆断或既往经验将症状分别归因于风湿、结核、肝炎、肾脏疾患等疾病，而应通过全面收集和分析患者的临床资料，实事求是地评估各种症状之间的关联性，最终可能诊断为系统性红斑狼疮。这种诊断过程体现了实事求是的原则，即尊重事实、认真观察、深入分析、全面综合。

2. 一元化原则　尽可能以一种疾病去解释多种临床表现，即尽量用一个疾病去概括或解释患者的多种症状。这有助于简化诊断过程，提高诊断效率。

例：一位患者出现高血压、糖尿病、向心性肥胖、皮肤皱折处有色素沉着等多种症状。医生在诊断时，不应将这些症状分别归因于多种疾病，而应尝试用一个疾病去解释这些表现。通过进一步检查，发现胸水病理检查结果为肺小细胞癌，这种癌症可能通过异位促肾上腺皮质分泌导致糖尿病等症状。这种用一个疾病（肺小细胞癌）去解释多种临床表现的诊断方法，即为一元化原则的应用。

3. 按发病率选择第一诊断的原则　在选择第一诊断时，应首先考虑常见病、多发病。因为疾病的发病率受多种因素影响，疾病谱随不同年代、不同地区而变化，这种选择原则符合概率分布的基本原理，有助于减少误诊机会。

例：对于一位有上腔静脉阻塞表现的56岁男性患者，医生在诊断时应首先考虑常见病如肺癌，而非罕见病如原发性静脉栓塞。因为肺癌的发病率远高于原发性静脉栓塞，且其临床表现与上腔静脉阻塞高度相关。这种根据疾病发病率来选择第一诊断的原则，有助于减少误诊机会。

4. 首先考虑器质性疾病的原则　在器质性疾病与功能性疾病鉴别有困难时，首先考虑器质性疾病的诊断，以免延误治疗，甚至给患者带来不可弥补的损失。当然，也应注意器质性疾病可能与功能性疾病并存的情况。

例：一位表现为长期腹痛的中老年患者，在诊断时应首先考虑器质性疾病如结肠癌的可能性。因为结肠癌可能导致腹痛，且其早期诊断对于治疗至关重要。如果误诊为功能性肠病而延误治疗，可能会给患者带来不可弥补的损失。因此，在器质性疾病与功能性疾病鉴别有困难时，应优先考虑器质性疾病的诊断。

5. 根据疾病可治性选择诊断的原则　当诊断有两种可能时，一种是可治且疗效好，而另一种是目前尚无有效治疗且预后甚差，基于医学伦理学的原则，此时在诊断上应首先考虑前者并开始治疗。

例：一位咯血患者，胸片显示右上肺阴影但诊断不清。在这种情况下，应首先考虑肺结核的诊断并开始经验性治疗，因为肺结核是可治且预后相对较好的疾病。如果延误诊断或误诊为不可治的疾病，可能会给患者带来严重后果。这种根据疾病可治性选择诊断的原则，体现了医学伦理学的要求。

6. 考虑当地流行和发生的传染病与地方病　在诊断过程中，还应考虑当地流行和发生的传染病与地方病，这有助于更准确地判断病情。

例：在流行病高发季节或地区，在诊断时应考虑当地流行的传染病或地方病。例如，在流感高发季节，对于出现发热、咳嗽等症状的患者，应高度怀疑流感的可能性并进行相应的检查和治疗。这种考虑当地流行和发生的传染病与地方病的诊断原则，有助于及时准确地控制疫情传播。

7.以患者为整体的原则 在诊断时，应充分考虑患者的整体情况，包括性别、年龄、生活环境、工作情况、文化程度、心理状态等方面的影响。这不仅有助于更全面地了解病情，还能提高诊断的准确性和治疗的有效性。

例：在诊断过程中，应充分考虑患者的整体情况，包括性别、年龄、生活环境、工作情况、文化程度、心理状态等因素。例如，一位老年女性患者因胸闷、乏力就诊，在排除器质性疾病后，还应考虑患者是否存在的焦虑、抑郁等心理问题。这种以患者为整体的诊断原则，有助于更全面地了解病情并制订个性化的治疗方案。

8.简化思维程序原则 在急诊情况下，需要迅速建立诊断假设，以便及时决定进一步诊疗的方向。此时，简化思维程序原则显得尤为重要，有助于抓住主要矛盾，予以及时处理。

例：在急诊情况下，需要迅速建立诊断假设并决定进一步诊疗的方向。例如，一位突发心搏骤停的患者需要立即进行心肺复苏术，而不必等待所有检查结果出来。这种简化思维程序的原则在急诊重症病例中尤为重要，有助于争取宝贵的抢救时间，提高患者的生存率。

遵循以上原则，在工作过程中才能够更科学、更准确地做出临床诊断，为患者提供及时有效的治疗。同时，这些原则也是在医学实践中不断积累经验、提高诊断水平的重要指导。

四、临床诊断思维的思路

临床诊断思维的思路（图2-1-2）是一个复杂而系统的过程，它要求综合运用医学知识、临床经验和逻辑思维，以全面、准确地评估患者的病情并做出诊断。

1.问题导向与资料收集

（1）明确问题 医生首先需要根据患者的症状、体征和主诉，明确需要解决的问题，即确定主要诊断方向。

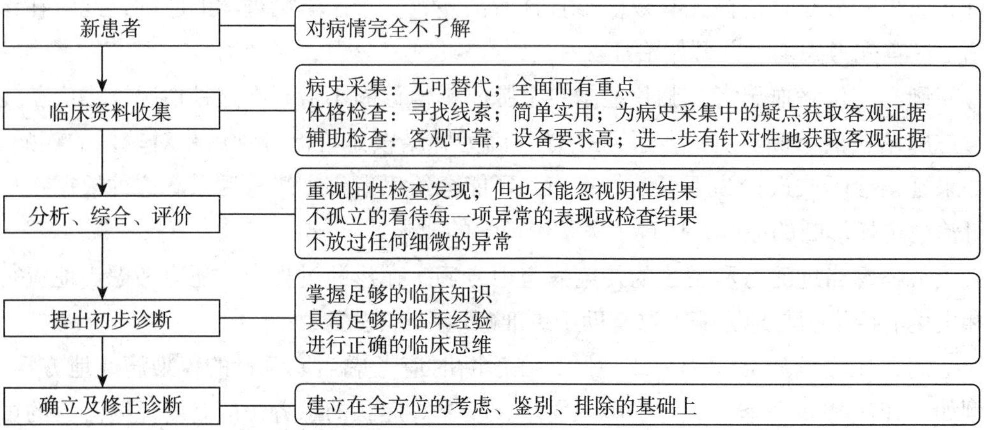
新患者
对病情完全不了解
临床资料收集
病史采集：无可替代；全面而有重点
体格检查：寻找线索；简单实用；为病史采集中的疑点获取客观证据
辅助检查：客观可靠，设备要求高；进一步有针对性地获取客观证据
分析、综合、评价
重视阳性检查发现；但也不能忽视阴性结果
不孤立的看待每一项异常的表现或检查结果
不放过任何细微的异常
提出初步诊断
掌握足够的临床知识
具有足够的临床经验
进行正确的临床思维
确立及修正诊断
建立在全方位的考虑、鉴别、排除的基础上

图2-1-2 临床诊断思维的基本思路

（2）全面收集资料　通过详细询问病史、进行体格检查，以及必要的实验室检查、影像学检查等，收集患者的全面临床资料。这一过程要求医生具备敏锐的观察力和良好的沟通能力，以确保资料的准确性和完整性。

2.资料分析与假设形成

（1）资料分析　对收集到的临床资料进行去粗取精、去伪存真等处理，通过归纳、整理和分析，找出疾病的主要矛盾和特征性表现。

（2）形成假设　基于医学知识和临床经验，医生会根据患者的症状、体征和实验室检查结果，形成初步的诊断假设。这些假设可能是单一的，也可能是多个并列的。

3.假设验证与诊断明确

（1）假设验证　为了验证诊断假设的正确性，医生会进一步进行针对性的检查和治疗试验。这些检查可能包括更深入的实验室检查、影像学检查或特殊的功能试验等。

（2）诊断明确　通过验证过程，医生会逐渐缩小诊断范围，并最终确定最可能的诊断。这一过程可能需要反复进行，因为疾病的复杂性和个体差异可能导致诊断过程充满挑战。

4.治疗决策与预后评估

（1）治疗决策　在明确诊断后，医生会根据患者的具体情况制订个性化的治疗方案。这包括选择合适的药物、手术或其他治疗方法，并考虑患者的年龄、性别、基础疾病等因素。

（2）预后评估　医生还会对患者的预后进行评估，预测疾病的发展趋势和可能的转归。这有助于医生与患者及其家属进行有效的沟通，共同制订合理的治疗计划和康复方案。

5.持续观察与动态调整

（1）持续观察　由于疾病是一个动态变化的过程，医生需要对患者的病情进行持续观察，以便及时发现病情变化并做出相应的调整。

（2）动态调整　根据患者的病情变化和治疗反应，医生可能需要调整原有的治疗方案或重新评估诊断。这种动态调整的过程体现了临床诊断思维的灵活性和适应性。

6.遵循原则与人文关怀

（1）遵循原则　在临床诊断过程中，医生需要遵循一系列基本原则，如实事求是的原则、一元化原则、按发病率选择第一诊断的原则等。这些原则有助于确保诊断的准确性和科学性。

（2）人文关怀　医生还需要关注患者的心理和社会需求，提供必要的人文关怀和心理支持。这有助于建立良好的医患关系，提高患者的治疗依从性和满意度。

综上所述，临床诊断思维的思路是一个从问题导向出发，通过全面收集资料、分析资料、形成假设、验证假设、明确诊断、制订治疗方案和预后评估的复杂过程。同时，还需要遵循一系列基本原则并关注患者的人文关怀，以确保诊断的准确性和治疗的有效性。

任务二 临床诊断思维的训练

临床诊断思维的训练是医学教育中的重要环节，旨在培养逻辑思维、批判性思维、问题解决能力等关键能力，从而能够在临床实践中做出准确、科学的诊断。

一、临床诊断思维的训练要点

（一）全面了解病情，抓住主要矛盾

患者的病情复杂多样，病情资料往往不完整，临床医生必须全面详细地询问病史和进行体格检查从而全面了解病情。病史采集和查体迄今依然是达到正确诊断的基础，优秀的临床医生应该学会从全面中抓重点，在一般中找特殊。

例：患者有腹胀、食欲缺乏等消化系统症状，心悸、气短、下肢水肿等循环系统症状；结合心尖部有舒张中晚期隆隆样杂音，加上颈静脉怒张、肝大、肝颈静脉回流征阳性等体循环淤血的表现，说明循环系统的临床表现是主要矛盾，而腹胀、食欲缺乏等只是次要矛盾，是胃肠道淤血所致。只有这样抓住了主要表现，才能得出正确的诊断。

（二）正确处理局部和整体的关系

局部是整体的一部分，整体是各个组成部分相互联系的统一体。在疾病过程中局部器官病变的表现，可以是单纯的局部改变，也可以是整体的表现。对疾病的诊断必须结合整体来考虑，要防止片面地、孤立地对待临床表现。

例："室性期前收缩"是局部症状，可见于多种原因所致的心脏病，年轻患者以心肌炎多见，老年患者则以冠心病多见。再如，风湿热是全身性疾病，却可以突出表现为心脏、关节及神经系统等局部病变。

（三）注意病程演进的阶段性和连续性

疾病的发生发展是一个过程，诊断思维必须使主观认识符合不断变化着的客观情况，同时要用疾病发展的阶段性与连续性相统一的观点来认识和处理临床现象。诊断是在一个较短暂的时间节点进行。就诊早，疗效好，但症状显露少，诊断难；就诊晚，症状显露多，诊断易，但疗效差。

例：从急性乙型肝炎、慢性活动性肝炎，发展到肝炎后肝硬化，并经过代偿期与失代偿期，反映了病阶段与疾病发展过程的关系。

对已经确诊的疾病，如肺炎或胃溃疡等，如经治疗而未见预期效果，应考虑有新的情况，需进行必要的其他检查。慎防有癌变的可能，切勿轻率放过。

（四）掌握疾病的典型表现和非典型表现

临床表现往往是多样性的，存在典型和非典型表现。两者的关系是相对的。掌握典型征象有利于在疾病的诊断过程中“同中求异”，从共性抓个性，抓住主要症状早期快速准确诊断疾病。充分认识非典型症状有利于鉴别诊断，有利于有效地抓住疾病的本质。

例：寒战、高热、咳铁锈色痰常是肺炎的典型表现，但老年患者肺炎可无上述表现，而有时以神志障碍等非典型表现就诊。胸痛、咯血、呼吸困难是肺梗死的典型表现，但有些患者可以晕厥为首发症状导致误诊或漏诊。

（五）把握个性与共性的关系

同一疾病，有其表现的共同特征，即其共性。同时，同一疾病在不同患者身上可能表现不同，即有个性。教材上的描述代表大多数患者的共性，而真正在工作岗位上，需要解决的是眼前这个患者的问题。在分析临床资料时，既要注意共性，又要注意个性，以提高正确诊断率。

例：水肿，可见于心源性疾病、肝源性疾病和肾源性疾病，这是共性。但表现各有其特点，这是个性，也就是特殊性。如心源性水肿因受重力的影响，常开始于下肢，并与体位有关；而肾源性水肿则首先出现于皮下的疏松组织如眼睑等处；肝源性水肿主要伴有腹水。

二、临床诊断思维的常见误区

（一）以偏概全，思路局限

部分医生受自身经验水平和专业背景所限，思考问题习惯于从本专业角度出发，而不善于从整体上把握病情。

例：一位年轻女性患者，突发性腹痛、恶心、呕吐1小时夜间来诊，发病前有进食海鲜和饮酒史，解黄色稀便2次。接诊内科医师没有详细询问既往史及月经史等情况，就诊断为急性胃肠炎。给予抗感染、解痉止痛等治疗后，患者腹痛、恶心、呕吐症状消失，但出现呼吸困难、血压下降、面色苍白，最后证实为异位妊娠破裂出血。

（二）先入为主，思维定势

长期接触和处理某种疾病后，医生往往对这些疾病的诊治形成了一种定势，再出现相似或类似的情况，就不自觉地进入这种思维状态，依照原有的经验来思考和判断。

例：一位中年男性患者以发热伴急性右上腹痛就诊，接诊医生想当然诊断为急性胆囊炎，并给予对应处理。经接班医生仔细询问病史并细致查体后，闻及右胸部胸膜摩擦音并予胸部X线检查，确诊为右侧胸膜炎。

（三）过于自信，经验主义

很多过分依赖于经验的医生，诊断时习惯于根据已有经验，一旦接触到与以往经验相似的现象，就会自然地重复同样的思路，自觉不自觉地把自己的思路框在一个狭小的范围内，难以跳跃出来或改变方向。这就形成了诊断思维中的某些片面性和主观选择性。

例：一位青年女性患者，夜间睡眠过程中突感头晕、呕吐、心慌急诊入院。值班医师查体发现其心律不齐，无其他阳性体征，初步诊断为梅尼埃病。第二天患者症状无缓解，患者既往无类似发作史，发病后无耳鸣、视物旋转等症状，尚可见咽充血明显。追问病史，患者诉2天前有上呼吸道感染症状，考虑急性病毒性心肌炎，做心电图显示“频发室性期前收缩”后查心肌酶证实诊断。

（四）思维惰性，依赖检查

日益完善的诊断设备和高级的检验技术出现在各个医院，在一定程度上给临床诊断提供了很大的帮助，但是如果一味地依赖先进的仪器设备及其检验结果，往往造成误诊漏诊。对待检测结果，要紧密结合临床实际，才能做出准确的诊断。

例：一位青年女性患者，因不规则发热伴有全身大关节疼痛1个月来就诊。门诊检查血沉、抗链球菌溶血素ASO增高、C反应蛋白阳性。接诊医师没有详细体检和进一步检查就诊断为“风湿热”。治疗数月病情无改善，之后其他医生仔细体检后发现腋下有多个肿大淋巴结，PPD 试验（+++），此时方认识到发热、关节痛只是一种表象，其本质可能是结核病引起的，淋巴结切片病理检查证实为结核病。

三、临床诊疗思维示例

参考答案

患者，女，36岁，已婚，教师。因“中上腹疼痛伴恶心、呕吐1天，加重半天”入院。

1.围绕该患者短时间内发生中上腹部疼痛，并伴恶心、呕吐，应考虑到哪些疾病？

2.根据患者主诉，应如何进一步问诊？

3.根据现病史所获取的资料，在既往史和个人史的询问中，应重点询问哪些内容？为什么？

4.根据所获得的病史，体检中应重点检查哪些部位？应注意哪些阳性体征？

5.根据以上患者资料，该患者应做哪些实验室检查？

6.根据综合病史、体检、实验室检查结果，该患者诊断和诊断依据及鉴别诊断是什么？

7.知识链接——急性胰腺炎。

临床诊断思维

一、基本步骤

1.发现问题——提问非常重要，无问题则无思维。

2.建立假设——基于经验、原理。

3.获取信息——基于假设、固定步骤。

4.验证假设——阳性症状、阴性症状。

5.得出结论——全面、复盘。

二、实践流程

第一步：详细收集疾病资料。

第二步：精确表述临床问题。

第三步：依据结构式架构组织鉴别诊断。

第四步：按照可能性大小对鉴别诊断排序。

第五步：验证诊断假设。

第六步：调整并重排鉴别诊断，重复上述几步。

第七步：获得诊断并且做出治疗决策。

被誉为“诊断大师”的加拿大裔医生威廉·奥斯勒说过：“医学是不确定的科学，以及可能性的艺术。”

病情变化的不确定性是很常见的。只有与患者充分沟通并了解他们的病情，再结合医生自己的经验和思考能力，才能应对各种类型的患者、复杂的致病因素和多种诊断试验的排列与组合，这些都没有现成的教科书可以参考。估计的验前概率越准确，对不同诊断试验价值把握得越全面，临床诊断能力就越强。

（郝　玲　毕建华　王晓丽）

项目二　病例分析的训练

PPT

任务一　学会分析病毒性肝炎的病例

临床执业（助理）医师实践技能考试之病例分析

病史采集是执业（助理）医师大纲实践技能考核中第一站（临床思维能力）的第二题，答题时间约为15分钟，手写，所占分值为22分。要求考生围绕所给的简要病史（计算机呈现试题），以住院医师的身份按照住院病历要求，对患者进行完整的病历资料收集。

【执考模拟真题】

女性，46岁。恶心、食欲减退、尿黄2周。

患者2周前无明显诱因出现恶心、食欲减退，食量明显减少，伴乏力，反油腻饮食，时有呕吐，为非喷射性，呕吐物为胃内容物，小便深黄至浓茶样，无发热、头痛、腹痛、腹泻等其他不适。当地医院就诊，查肝功能：ALT 1230U/L，AST 320U/L，Tbil 102μmol/L，Dbil 85μmol/L，给予保肝对症处理，5天后复查肝功能较前无好转，现为进一步诊治来院。发病以来，精神欠佳，睡眠稍差，大便正常，体重较前略有下降（具体未测）。既往体健，否认胃病、高血压、肝肾疾病和心脏病史。无肝损伤药物应用史及药物、食物过敏史。无烟酒嗜好。无疫区接触史。子女身体健康，患者母亲及哥哥分别死于“乙型肝炎后肝硬化”和“肝癌”，否认其他传染性疾病及遗传病家族史。

查体：T 36.5℃，P 78次/分，R 18次/分，BP 125/75mmHg。神志清，精神欠佳。全身皮肤黏膜明显黄染，未见瘀点、瘀斑、皮疹，肝掌（+），胸前可见数枚蜘蛛痣，浅表淋巴结未触及肿大，巩膜黄染。双肺未闻及干、湿啰音。心界不大，心率78次/分，律齐，各瓣膜听诊区未闻及病理性杂音。腹平软，无压痛及反跳痛，肝脾肋下未及，肝区叩击痛（+），移动性浊音（-）。双下肢无水肿。

实验室检查：肝功能检查示ALT 1580U/L，AST 380U/L，Tbil 15μmol/L，Dbil 124μmol/L，TP 80g/L，Alb 45g/L。尿胆红素（+），尿胆原（++），尿隐血（-），尿蛋白（-）。HBsAg（+），HBsAb（-），HBeAg（-），HBeAb（+），HBcAb（+）。

要求：根据以上病历摘要，请写出初步诊断、诊断依据（如有两个或以上诊断，应分别列出各自诊断依据）、鉴别诊断、进一步检查与治疗原则。

参考答案

病毒性肝炎（viral hepatitis）是由多种肝炎病毒引起的以肝脏损害为主的一组全身性传染病。依病原学分类，目前已明确的有甲型、乙型、丙型、丁型、戊型五型肝炎。依临床经过可分为急性肝炎、慢性肝炎、重型肝炎、淤胆型肝炎和肝炎肝硬化等。

夏秋、秋冬出现肝炎流行高峰，或出现食物和水源暴发流行，有助于甲型和戊型肝炎的诊断。有与乙型、丙型肝炎患者密切接触史，特别是乙型肝炎病毒（HBV）感染的母亲所生婴儿或有输血、输入血制品病史、血液透析、静脉吸毒、多个性伴侣，对乙型、丙型肝炎的诊断有参考价值。

各型病毒性肝炎虽流行病学各有不同，但临床表现相似，主要表现为乏力、食欲减退、厌油、恶心、腹胀、肝脾肿大及肝功能异常，部分病例可出现黄疸。其中甲型和戊型肝炎主要表现为急性感染，经粪-口途径传播，可引起暴发流行；乙型、丙型、丁型肝炎既可表现急性感染，又可表现为慢性感染，主要经血液、体液等胃肠外途径传播，多为散发，部分可进展为肝硬化和肝细胞癌。

多数病例可依据临床表现、结合实验室检查结果（血尿常规、肝功能检测、病原学检查）等诊断依据即可明确初步诊断，结合相似的临床表现提出鉴别诊断，给出进一步检查方案，针对性给予治疗原则，即可完成病毒性肝炎的病例分析。

一、诊断公式（表2-2-1）

甲型病毒性肝炎=发热+HAV（+）+粪口传播+乏力食欲减退

乙型病毒性肝炎=发热+HBV（+）+体液传播+乏力食欲减退

丙型病毒性肝炎=发热+HCV（+）+血液传播+乏力食欲减退

肝衰竭=凝血酶原时间（PTA）<40%+肝臭+扑翼样震颤

表2-2-1　甲型、乙型、丙型肝炎诊断对比

项目	甲型肝炎	乙型肝炎	丙型肝炎
潜伏期	2～6周	1～6个月	2周～6个月
诊断	1.血清抗-HAV IgM阳性 2.病程中抗-HAV滴度有4倍以上增长 3.粪便经免疫电镜找到HAV颗粒或用ELISA法检出HAVAg 4.血清或粪便中检出HAV RNA	1.血清HBsAg阳性 2.血清HBVDNA阳性 3.血清抗-HBc IgM阳性 4.肝内HBcAg阳性或HBsAg阳性，或HBVDNA阳性	1.血清HCV RNA阳性 2.抗HCV阳性
鉴别诊断	主要与其他类型病毒性肝炎（乙肝、丙肝等）进行鉴别，需通过特异性血清学检查（如抗-HAV IgM）来区分	需与其他类型病毒性肝炎（甲肝、丙肝等）进行鉴别，主要通过乙肝五项检查（表面抗原阳性）及HBV DNA检测来确诊。同时，还需鉴别药物性肝炎、酒精性肝炎等	与乙肝、自身免疫性肝炎、酒精性肝炎等进行鉴别。通过丙肝抗体、丙肝病毒定量、肝功能检查及影像学检查等综合判断

续表

项目	甲型肝炎	乙型肝炎	丙型肝炎
临床表现	疲乏、食欲减退、肝大、肝功能异常，部分病例出现黄疸。病程呈自限性，无慢性化	临床表现多样，轻者无症状，重者可有黄疸、肝掌、蜘蛛痣等。可发展为慢性肝炎、肝硬化，甚至肝癌	临床表现与乙肝相似，但症状可能较轻或无症状。可发展为慢性丙型肝炎，增加肝硬化和肝癌的风险
传播途径	主要通过粪-口途径传播，特别是通过被污染的食物和水	主要通过血液、母婴和性接触传播	类似乙肝，主要通过血液、母婴和性接触传播
易感人群	人群普遍易感，但主要为儿童和青少年。成人感染后症状可能较重	人群普遍易感，但高危人群包括注射毒品者、接受血液透析者、有多个性伴侣者等	与乙肝相似，高危人群也包括注射毒品者、接受血液透析者等

二、临床分型

1.急性肝炎 分为急性黄疸型肝炎和急性无黄疸型肝炎。急性肝炎起病急，常见症状为乏力、食欲不振、厌油腻、恶心、呕吐、右季肋部疼痛等。

2.慢性肝炎 分为轻度、中度和重度。慢性肝炎病程常超过半年，表现为乏力、食欲减退、腹胀、尿黄、便秘等，体征有肝病面容、肝掌、蜘蛛痣、脾大等。急性乙型肝炎、丙型肝炎可以迁延不愈，而形成慢性肝炎和病毒携带者。

3.重型肝炎 分为急性重型肝炎、亚急性重型肝炎和慢性重型肝炎。

三、确诊依据

1.甲型肝炎（HAV） 有以下任何一项，即可确诊为甲肝病毒近期感染。

（1）血清抗-HAV IgM阳性。

（2）抗-HAV IgG急性期阴性，恢复期阳性。

（3）粪便中检查HAV颗粒、抗原或HAV RNA。

2.乙型肝炎（HBV） 有以下任何一项阳性者，可诊断为乙肝病毒感染。

（1）血清HBsAg阳性。

（2）血清HBV DNA阳性。

（3）血清抗-HBc IgM阳性。

（4）肝内HBcAg或HBsAg阳性，或HBV DNA阳性。

如血清HBsAg从阳性转为阴性，并出现抗HBs者，可诊断为急性乙型肝炎，临床上少见。如临床符合慢性肝炎，并有一种现症感染标志阳性者，可诊断为慢性乙型肝炎。如无任何临床症状和体征，肝功能正常，HBsAg持续阳性6个月以上者，可诊断为慢性HBsAg携带者。

3.丙型肝炎 临床表现为急性或慢性肝炎，血清HCV RNA或抗-HCV阳性。

四、鉴别诊断

1.感染中毒性肝病　应与各种非肝炎病毒（EB病毒、巨细胞病毒等）及某些细菌（伤寒杆菌、钩端螺旋体等）、原虫（疟原虫、溶组织阿米巴等）、蠕虫（血吸虫、华支睾吸虫等）等感染所引起的感染中毒性肝病进行鉴别诊断。

2.酒精性肝病　一般男性日平均饮酒折合乙醇量≥40g，女性≥20g，连续5年；或两周内有≥80g/d的大量饮酒史。终止酗酒后，经治疗肝损害可减轻。肝炎病毒标志物为阴性。

3.药物性肝损伤　有应用能引起肝损害药物史，停药后肝功能大多可逐渐恢复。肝炎病毒标志物阴性。

4.自身免疫性肝病　主要有自身免疫性肝炎和原发性胆汁性胆管炎（PBC）。诊断主要依靠自身抗体的检测和病理组织检查。

五、进一步检查

除血尿常规、肝功能检查、病原学检查等的实验室检查外，可根据原发病表现，进一步进行腹部B超、CT等影像学检查和病理组织检查。

六、治疗原则

病毒性肝炎的治疗应根据不同的病原、临床表现、病情轻重、发病时期及组织学损害区别对待。治疗原则为注意身心休息、给予合理营养、保持心理平衡、辅以适当药物、忌酒和避免使用损伤肝脏的药物。

1.急性肝炎

（1）一般治疗　卧床休息，避免劳累，清淡饮食，合理营养。

（2）对症支持治疗　保肝、降酶、退黄。

（3）药物治疗　若诊断急性丙型肝炎，积极抗病毒治疗，如干扰素。

2.慢性肝炎

（1）一般治疗　适当休息，合理营养，心理平衡。

（2）药物治疗　可使用改善和恢复肝功能的药物、免疫调节制剂、抗纤维化药物以及抗病毒药物治疗。

3.重症肝炎　治疗原则为强调早期诊断、早期治疗，针对不同病因和诱因采用相应的治疗措施和综合治疗措施，积极防治各种并发症。

病例分析答题

病例分析是临床医学教育中的重要环节，通过对具体病例的深入剖析，可以更好地理解和掌握疾病的临床表现、诊断依据、鉴别诊断及治疗方法。在执业（助理）医师技能考试的第一站中，病例分析题主要答题内容如下。

1.诊断 包括主诊断和副诊断，答题时应将主诊断及副诊断全面完整地写出，主次有序，主要诊断写在前，次要诊断写在后。

2.诊断依据 需要根据诊断结果分别写出对应诊断依据，主要包括以下几个方面。

（1）性别、年龄、既往史、家族史、月经史（有时婴幼儿还需写出生产史、喂养史）、外伤史或者引起主诉的诱因。

（2）临床症状。

（3）体征（包括阳性体征和主要阴性体征）。

（4）特殊检查的结果（不要遗漏主要阴性结果）。

3.鉴别诊断 围绕病变部位及特征写出几种疾病，写出鉴别诊断的病名。

4.进一步检查

（1）确立主诊断的首选检查项目。

（2）排除鉴别诊断项目的检查。

（3）为了解病情发展程度而需进行的检查。

（4）为疾病的分型需进行的检查。

（5）某些动态观察项目。

（6）提供治疗依据的检测项目。

5.治疗

（1）写出治疗原则，注意主次分明。

（2）具体措施不能笼统地写“抗感染治疗”，而应该详细写出选用何种抗生素，必要时写出用法。

（3）支持治疗不要遗漏支持治疗项目。

（4）辅助治疗措施如化学治疗、放射治疗、中医中药治疗、免疫治疗等。

（5）健康教育有些疾病的治疗，需写上健康教育、预防复发等。

（毕建华　兰　灵　马林伟）

病毒性肝炎的病例分析任务工作单1

组号： 姓名： 学号：

男性，45岁。乏力、腹胀3个月，加重伴发热1周。

患者3个月前无明显诱因感乏力、腹胀，伴食欲下降，无恶心、呕吐。1周前上述症状加重，伴腹痛及发热，体温最高达38.5℃，遂来门诊就诊。发病以来尿量少，尿色深，大便正常，体重增加5kg。

20年前体检时发现HBsAg（+），抗HBc（+），抗HBe（+）。无高血压、心脏病及慢性肾脏病史。无长期服药史，无烟酒嗜好。母亲死于“慢性乙肝、肝硬化”，否认遗传病家族史。

查体：T 38.2℃，P 95次/分，R 20次/分，BP 120/70mmHg。神志清楚，查体合作，面色灰暗，皮肤和巩膜轻度黄染，颈部及前胸见数个蜘蛛痣，肝掌阳性，浅表淋巴结未触及肿大。双肺呼吸音清晰。心界不大，心率95次/分，律齐，各瓣膜区未闻及杂音。腹部膨隆，有压痛及反跳痛，肝脏未触及肿大，脾肋下3cm，移动性浊音（+），肠鸣音4次/分。双下肢轻度凹陷性水肿，神经系统检查无异常。

实验室检查：血常规 Hb 105g/L，WBC 6.5×10^9/L，N 0.85，L 0.15，PLT 33×10^9/L。肝功能ALT 62U/L，AST 85U/L，A 30g/L，G 38g/L，Tbil 145.3μmol/L，Dbil 135.5μmol/L。HBV DNA 6.25×10^9copies/ml。腹水检查：外观为黄色，稍浑浊，比重1.016，WBC 660×10^6/L，中性粒细胞0.75。腹水细菌培养鉴定为大肠埃希菌，抗酸染色（-），未见肿瘤细胞。

要求：根据以上病历摘要，请将初步诊断、诊断依据（如有两个或以上诊断，应分别列出各自诊断依据）、鉴别诊断、进一步检查与治疗原则写在答题纸上。

参考答案

一、初步诊断（2分）
二、诊断依据（初步诊断错误，诊断依据不得分；未分别列出各自诊断依据，扣1分）（7分）
三、鉴别诊断（3分）
四、进一步检查（5分）
五、治疗原则（5分）

病毒性肝炎的病例分析任务工作单 2

组号：　　　　　　　　　　姓名：　　　　　　　　　　学号：

男性，18岁。发热、乏力、厌油腻食物2周，皮肤、巩膜黄染1周。

患者于2周前无明显诱因出现乏力、厌油腻食物、食欲减退、恶心、发热，体温最高38.3℃，服用退热药2天后体温恢复正常。有时感右上腹部不适，无畏寒、寒战，无皮肤瘙痒，无咳嗽、咳痰。1周前家人发现其皮肤和巩膜发黄，尿色加深，呈浓茶水样。发病以来睡眠稍差，大便正常，体重无明显变化。既往体健，无药物过敏史。1个月前曾在“大排档”生食海鲜。无输血史，无疫区居住、旅行史，无慢性肝病家族史。

查体：T 36.7℃，P 82次/分，R 18次/分，BP 120/80mmHg。皮肤和巩膜黄染，未见皮疹和出血点，无肝掌和蜘蛛痣，全身浅表淋巴结未触及肿大。心肺检查未见异常。腹平软，肝肋下3cm，质软，压痛（+），脾肋下未触及，肝区叩击痛（+），移动性浊音（-），双下肢无水肿

实验室检查：肝功能ALT 425U/L，AST 160U/L，Tbil 129μmol/L，Dbil 92μmol/L，Alb 45g/L。血常规Hb 126g/L，WBC 5.2×10^9/L，N 0.65，L 0.30，Plt 200×10^9/L。尿胆红素（+），尿胆原（+）。抗HAV-IgG和抗HAV-IgM均（+）。

要求：根据以上病历摘要，请将初步诊断、诊断依据（如有两个或以上诊断，应分别列出各自诊断依据）、鉴别诊断、进一步检查与治疗原则写在答题纸上。

参考答案

一、初步诊断（2分）
二、诊断依据（初步诊断错误，诊断依据不得分；未分别列出各自诊断依据，扣1分）（7分）
三、鉴别诊断（3分）
四、进一步检查（5分）
五、治疗原则（5分）

任务二 学会分析细菌性痢疾的病例

病例导学

患者，女，19岁。腹痛、腹泻、黏液脓血便1天。

患者1天前进不洁饮食后突起下腹部疼痛伴腹泻，初为黄色稀便，后为黏液、胶冻状便，带有少量脓血，每次量少，已排便10余次，伴里急后重、全身不适、发热，最高体温39.2℃。自服“黄连素”无好转，于8月5日入院。既往体健，否认传染病接触史，无慢性腹泻病史，不嗜烟酒，无遗传病家族史。末次月经10天前。

查体：T 38.7℃，P 90次/分，R 21次/分，BP 120/76mmHg。步入病房，神志清楚，精神稍差，面色潮红，皮肤弹性可，浅表淋巴结未触及肿大，皮肤巩膜无黄染，未见肝掌及蜘蛛痣。双肺呼吸音清，未闻及干湿啰音。心界不大，心率90次/分，律齐，各瓣膜听诊区未闻及杂音。腹平软，左下腹有轻度压痛，无反跳痛，肝脾肋下未触及，移动性浊音(-)，肠鸣音11次/分。双下肢无水肿。

实验室检查：血常规Hb 146g/L，RBC 4.7×10^{12}/L，WBC 11.2×10^{9}/L，N 0.89，Plt 205×10^{9}/L。粪常规WBC 25/HP，RBC 5/HP，隐血(+)。

心电图：窦性心律，正常心电图。

要求：根据以上病历摘要，请将初步诊断、诊断依据(如有两个或以上诊断，应分别列出各自诊断依据)、鉴别诊断、进一步检查与治疗原则写在答题纸上。

参考答案

细菌性痢疾简称菌痢，是由志贺菌(也称痢疾杆菌)引起的肠道传染病，主要经消化道传播，其主要病理变化为直肠、乙状结肠的炎症与溃疡，主要表现为腹痛腹泻、排黏液脓血便及里急后重等，可伴发热及全身毒血症状，严重者可出现感染性休克和(或)中毒性脑病。

一、诊断公式

细菌性痢疾=不洁饮食史+腹痛腹泻+脓血便+里急后重。

二、临床分型

急性菌痢分普通型(典型)、轻型、重型和中毒性菌痢4型(表2-2-2)。

表2-2-2 急性菌痢的分型对比

	急性普通型(典型)痢疾	急性轻型痢疾	急性重型痢疾	急性中毒性痢疾
起病缓急	急性	急性	急性	急性(2~7岁多见)
自然病程	1~2周	数天至1周	短期致死	进展迅速
疾病转归	多可自行恢复	多自愈	多治愈，少数死亡	病死率高，需紧急救治
全身症状	高热、寒战、乏力	低热	中毒症状明显、心肾功能不全	神志模糊，全身中毒严重
大便性状	稀水样便，黏液脓血便	稀便，无脓血	稀水脓血便	肠道症状轻
里急后重	明显	较轻或缺如	明显	不明显
体格检查	左下腹压痛，肠鸣音亢进	左下腹轻压痛	严重腹胀及中毒性肠麻痹，衰竭	左下腹轻压痛，病理征阳性

三、诊断及诊断依据

通常根据流行病学史，症状体征及实验室检查进行综合分析。

1.流行病学史 菌痢多发于夏秋季，有不洁饮食史或与菌痢患者接触史。

2.症状体征 急性期临床表现为发热、腹痛、腹泻、里急后重及黏液血便，左下腹明显压痛等。中毒性菌痢以儿童多见，有高热、惊厥、意识障碍及呼吸循环衰竭，起病时肠道症状轻微。

3.实验室检查 大便镜检有大量白细胞(≥15个/HP)、脓细胞和红细胞。

四、进一步检查及治疗

1.进一步检查 大便培养检出痢疾杆菌为确诊依据。

2.治疗

(1)急性菌痛的病原治疗 轻型菌痢可不用抗菌药物，严重病例则需要使用抗生素。普通人群常用药物首选喹诺酮类(如环丙沙星)，未成年人、孕妇及哺乳期患者首选三代头孢(如头孢曲松、头孢他啶)。

(2)中毒性菌痢的抢救治疗

1)降温止惊 高热者应给予物理降温，必要时给予退热药。

2)休克型 迅速扩容纠正酸中毒(葡萄糖氯化钠水、碳酸氢钠、低分子右旋糖苷)，改善微循环(山莨菪碱、酚妥拉明、多巴胺)，保护重要脏器功能，早期有DIC表现者可应用糖皮质激素。

3)脑型 可给予甘露醇迅速降低颅内压，减轻脑水肿；应用血管活性物质以改善脑部微循环；应用糖皮质激素改善全身中毒症状；保持呼吸道通畅，吸氧；如出现呼吸衰竭可使用洛贝林。

4)抗菌治疗 同急性菌痢的治疗，但应静脉给药，可采用环丙沙星、左氧氟沙星、第三代头孢菌素等。

细菌性痢疾的病例分析任务工作单

组号：　　　　　　　　　　姓名：　　　　　　　　　　学号：

患儿，男，7岁。高热、抽搐伴腹泻2天。

患者2天前（8月2日）突发高热，体温最高达40℃，伴畏寒、寒战、抽搐、呕吐，呕吐呈喷射性，呕吐物为胃内容物，出现腹泻，每日4～8次，含黏液和血丝，轻微腹痛，无咳嗽、咳痰。发病以来，进食少，精神萎靡、嗜睡，小便量少。既往体健。无疫区、疫水接触史。无遗传病家族史。

查体：T 39.8℃，P 132次/分，R 24次/分，BP 78/55mmHg。神志模糊，家属抱进病房。面色苍白，皮肤未见出血点和皮疹，浅表淋巴结未触及肿大，巩膜无黄染。双肺未闻及干、湿啰音。心界不大，心率132次/分，律齐，心音低钝。腹平软，左下腹轻压痛，无肌紧张及反跳痛，未触及包块，肝脾肋下未触及，移动性浊音（-），肠鸣音8～10次/分。四肢发凉，双下肢无水肿。颈抵抗（+），Kernig征（+），双侧Babinski征（+）。

实验室检查：血常规Hb 126g/L，WBC 17.5×10^9/L，N 0.88，Plt 200×10^9/L。粪常规示黏液脓血便，WBC满视野/HP，RBC 3～5个/HP。

要求：根据以上病历摘要，请将初步诊断、诊断依据（如有两个或以上诊断，应分别列出各自诊断依据）、鉴别诊断、进一步检查与治疗原则写在答题纸上。

参考答案

一、初步诊断（4分）
二、诊断依据（初步诊断错误，诊断依据不得分）（5分）
三、鉴别诊断（4分）
四、进一步检查（5分）
五、治疗原则（4分）

模块三　临床常用基本操作技能模块

项目一　急诊基本诊疗操作

任务一　脊柱损伤的搬运

PPT

脊柱损伤是临床常见的严重创伤之一，其搬运过程对于患者的预后至关重要。正确的搬运方法能够减少二次损伤，保护脊髓和周围血管神经，为后续治疗创造有利条件。本任务将详细介绍脊柱损伤的搬运原则、操作步骤及注意事项，以对接临床医疗岗位的需求。

一、目的

1.将伤者运往安全地带或有条件进一步救治的医疗机构。

2.预防患者因颈椎或腰椎损伤后，在搬运过程中造成的二次损伤。

二、适应证

1.怀疑有脊柱损伤　只要怀疑有脊柱损伤，就应按脊柱损伤情况处理。这包括但不限于患者主诉脊柱疼痛或触痛、出现神经性缺损主诉或体征、脊柱结构变形等症状。

2.高能量创伤　如高处下坠伤、车祸损伤、自然灾害损伤等，这些高能量创伤机制可能导致颈椎和腰椎损伤。

3.不明原因的昏迷患者　在无目击者的情况下，对于不明原因的昏迷患者，为了安全起见，也需考虑进行脊柱损伤的处理和搬运。

4.钝性创伤者出现下列情况也应行脊柱固定　脊柱疼痛或触痛；出现神经性缺损主诉或体征；脊柱结构变形。

注：如伤者所在环境有危险以及有发生二次伤害的可能，应在尽可能保护伤者的情况下迅速撤离现场。没有绝对的禁忌证。

三、操作前准备

1.用物准备 硬担架、颈托、固定带、棉垫，必要时可就地取材木板、门板等。

2.搬运原则

（1）保持脊柱稳定性 在搬运过程中，应确保患者脊柱保持在中立位，避免屈曲、扭转或过度伸展，以防加重损伤。

（2）统一指挥与协作 搬运时应有多人参与，由一人统一指挥，确保动作协调一致，避免造成不必要的损伤。

（3）使用硬质担架 应选用硬质担架（如木板、硬质平板担架等）进行搬运，避免使用软质担架，以防脊柱发生弯曲。

（4）固定与保护 搬运过程中应对患者进行妥善固定，防止在搬运过程中发生移位或跌落。

四、操作步骤

1.观察 确保周围环境安全后，告知伤者不要做任何动作。

2.评估伤情 检查患者的生命体征，包括呼吸、心率、血压及意识状态。初步判断有无脊髓损伤，通过询问病史、观察症状及体征（如感觉、运动障碍）进行综合评估。

3.准备搬运工具 现场选择搬运工具，准备硬质担架、木板或门板等；固定带或绷带；颈托（如怀疑颈椎损伤）；其他必要的急救物品（如氧气袋、止血包等）。

4.搬运 操作方法见图3-1-1。

（1）患者体位调整 先将伤者两下肢伸直，两手相握放在身前，以便保持脊柱伸直位，不能屈曲或扭转。

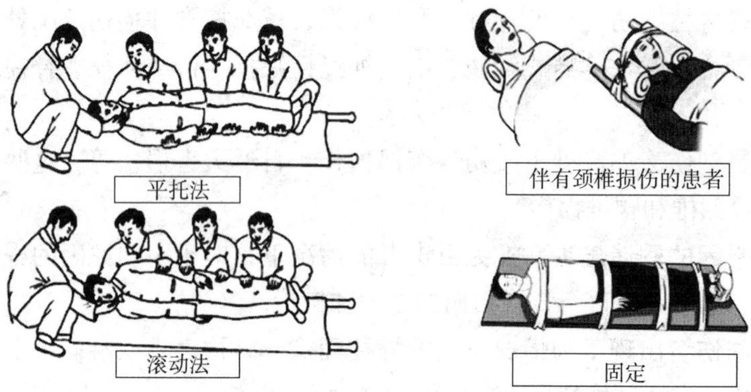

图3-1-1 脊柱损伤患者的搬运

（2）搬运过程 多人协作，统一指挥。三人（或四人）站在患者同一侧，同时用手平托患者的头颈、躯干及下肢，使伤员成一整体平直托至担架上，注意保持脊柱中立位。搬运时动作应轻柔、协调一致，避免剧烈震动或扭转脊柱。

1）伴有胸椎损伤患者的搬运

①三人同时用手插入头颈、躯干及下肢。

②平抬伤员头颈、躯干及下肢（腘窝），使伤员呈一整体平直托至担架上。

2）伴有颈椎损伤患者的搬运

①三人同时用手插入头颈、躯干及下肢。

②专门一个人用手托住头颈，用“头锁或肩锁”手法固定头颈部，并沿纵轴向上略加牵引。

③平抬伤员头颈、躯干及下肢（腘窝），使伤员呈一整体平直托至担架上。

④颈部两侧放置颈托固定头部（适当调整颈托的大小）或头部的左右两侧用软枕或衣服等物固定。

5.担架固定　将患者平稳放置于硬质担架上后，用固定带或绷带将患者固定在担架上。在伤处垫一薄枕，使此处脊柱稍向上突，然后用4条带子把患者固定在硬质担架上，使患者不能左右转动、移动或滑落。一般用4条带子固定：胸、上臂水平，腰、前臂水平，大腿水平，小腿水平各1条带子将患者绑在硬质担架上。

五、注意事项

1.观察病情　在搬运过程中应密切观察患者病情变化，如呼吸、心率等生命体征是否稳定。

2.保持沟通　与患者进行简单沟通，了解其感受并给予安慰和鼓励。

3.避免二次损伤　脊柱损伤者搬运过程始终保持脊柱伸直位，严禁弯曲或扭转。确保搬运过程中动作轻柔、协调一致，避免造成二次损伤。

4.各项抢救措施的重要性排序　确保环境安全>维持生命体征平稳（CPR）>开放性创伤及严重骨折（创口止血、骨折固定）>搬运。

5.处理原则　只要怀疑有脊柱损伤，就应按脊柱损伤情况处理。

六、相关知识

（一）脊柱的相关解剖学知识

脊柱是人体的中轴，四肢和头颅均直接或间接附着在脊柱上，故身体任何部位的冲击力或压力，均可能传导至脊柱而造成损伤。脊柱有四个生理弯曲，颈曲、腰曲前凸，胸曲、骶曲后凸。绝大多数的脊柱骨折和脱位发生在脊柱活动范围大与活动度小的移行处，此处也是脊柱生理前凸和后凸的转换处，如C_1～C_2、C_5～C_6、T_{11}～T_{12}、L_1～L_2、L_4～L_5处的骨折脱位最为常见，约占脊柱骨折的90%。而脊髓和脊神经走行于脊柱的椎管中，当脊柱发生骨折、脱位时，常伴有脊髓、神经的损伤，从而导致严重的并发症。

（二）完全性脊髓损伤

脊髓实质完全性横贯性损害，损伤平面以下的最低位低段感觉、运动功能完全丧失，具体如下。

1.肛门周围的感觉和肛门括约肌的收缩运动丧失，称为脊髓休克期。2～4周后逐渐演变成痉挛性瘫痪，表现为肌张力增高，腱反射亢进，并出现病理性锥体束征。

2.胸段脊髓损伤表现为截瘫。

3.颈段脊髓损伤则表现为四肢瘫。上颈椎损伤的四肢瘫均为痉挛性瘫痪，下颈椎损伤的四肢瘫由于脊髓颈膨大部位和神经根的毁损，上肢表现为弛缓性瘫痪，下肢仍为痉挛性瘫痪。

（三）脊髓损伤的治疗方式

1.急救治疗 脊髓损伤常常出现在车祸、高空作业或者暴力事件中，是一种急性疾病，所以脊髓损伤的急救措施非常重要。脊髓损伤的患者一定要在第一时间固定好头部，不轻易地改变体位，同时身边的人要维持患者呼吸道的畅通和血液循环。

2.药物治疗 脊髓损伤在急性期需要采用一定的药物治疗，常见的药物有甘露醇或山梨醇，主要帮助患者身体脱水，减轻水肿。

3.康复治疗 是脊髓损伤治疗非常重要的环节。脊髓损伤会造成截瘫或四肢瘫，为协助患者恢复肌肉的力量，常需要进行相应的理疗和功能锻炼，以此来恢复和增强肌力。

4.并发症的治疗 脊髓损伤会造成多方面的并发症，如运动障碍、肺部疾病或者二便失禁，所以脊髓损伤的并发症治疗非常有必要。当脊髓损伤的患者出现相关的并发症后，要在医生的指导下对并发症进行治疗。

脊柱损伤搬运

一、操作要点

1.要观察伤情，切忌“扶坐拍打”。搬运前，应先对周围环境进行评估，确保安全。同时，对患者的伤情进行初步判断，并告知患者保持静止，禁止随便变动体位，避免任何动作加重伤情。

2.要牵拉取直，切忌折曲“拎口袋”。患者需保持仰卧位，头部、颈部、躯干及骨盆应在同一直线上，严禁脊柱屈曲或扭转。

3.要同轴翻身，切忌“扭麻花”。凡怀疑有脊柱损伤者，翻身时一定要保证头部、颈部、躯干及下肢一致同轴翻转，绝不可“扭麻花”式地翻身。那样会扭断或挤碎骨折部位的脊髓，导致或加重截瘫。

4.要硬板固定，切忌帆布软担架。应选用硬质担架（如木板、硬质平板担架等）进行搬运，避免使用软质担架，以防脊柱发生弯曲。且放置到搬运板上时，必须给予躯干以及颈部和腰部固定。

二、易错点

1.忽视脊柱稳定性：在搬运过程中未保持脊柱中立位，导致二次损伤。

2.缺乏协调：多人搬运时动作不协调，造成患者不适或损伤。

3.固定不充分：固定措施不到位，导致搬运过程中患者身体晃动或跌落。

4.忽视患者感受：未与患者沟通，未及时了解其不适情况，可能加重其痛苦。

5.背、搂抱患者：判为0分。

注：本操作为临床执业（助理）资格考试实践技能考核项目之一。

（常　丽　林凤芹　郝　玲）

脊柱损伤的搬运任务工作单

组号：　　　　　　　　　　姓名：　　　　　　　　　学号：

临床情景：男性，45岁。因走路不慎，从3楼坠落。伤后腰背部疼痛，双下肢感觉及运动功能障碍，急需送医院治疗。

要求：请（组织人员）将病人（医学模拟人）搬运并固定至担架上。

操作完成时间：10分钟。

评分标准(总分20分)

完成项目	小组评分	教师评分
一、操作前准备(3分) 1.现场评估（口述）（0.5分） 2.检测患者生命体征（口述）（1分） 3.告知患者搬运、固定的目的，并取得患者的配合（0.5分） 4.现场选择搬运用具：准备硬质担架（1分）		
二、操作过程(15分) （注：整个过程考生主动指挥，小组其他人员和考官给予搬运配合） 1.三人（或四人）站在患者同一侧（1分） 2.另一人站在患者头端，托扶患者头颈部，并沿躯干纵轴向上方略加牵引（2分） 3.施以平托法将患者平稳移到担架上（3分） 4.搬运时主动指挥，数人同时用力（2分） 5.搬运时保持患者脊柱伸直位（不能屈曲或扭转）（2分） **禁用搂抱或一人抬头、一人抬脚搬运，如发生此种情况，以上5项均不得分** 6.固定：用带子将患者固定在担架上（一般用4条带子：胸、上臂水平，腰、前臂水平，大腿水平，小腿水平，各用1条带子将患者绑在担架上）（2分） 7.用沙袋或衣物等置于颈部两侧以固定头颈部（2分） 8.固定结束后告知患者相关注意事项（1分）		
三、职业素质(2分) 1.搬运前能以和蔼的态度告知患者搬运、固定的目的，取得患者的配合，缓解患者焦虑紧张情绪。搬运时动作规范，体现爱护患者的意识。固定结束后告知患者相关注意事项（1分） 2.着装整洁，仪表端庄，举止大方，语言文明，认真细致，表现出良好的职业素质（1分）		

任务二　四肢骨折现场急救外固定技术

PPT

四肢骨折是临床常见的创伤类型，现场急救外固定技术对于减轻患者痛苦、防止继发性损伤、便于转运和后续治疗具有重要意义。本任务将详细介绍四肢骨折现场急救外固定的原则、方法、注意事项及临床应用。

一、目的

1.避免骨折断端刺伤神经、血管和皮肤，减轻患者疼痛。

2.采取骨折临时固定措施便于搬动与转运伤员。

二、适应证

任何怀疑有四肢骨折、关节脱位及软组织严重挫裂伤者，均应按骨折处理。

三、禁忌证

当患者出现呼吸困难、呼吸停止或心搏骤停等状况时，需首先予以抢救，此时不宜先进行外固定。

四、操作前准备

1.用物准备

（1）木质、铁质、塑料制作的夹板或固定架。

（2）就地取材，选用适合的木板、竹竿、树枝、纸板等简便材料。

（3）绷带或三角巾、棉垫或纱布。

2.操作者准备

（1）做适当的自我防护，戴好手套，戴口罩帽子。

（2）与患者或家属交代病情，做好解释工作，争取清醒患者配合。

（3）判断患者伤情，致伤因素、生命体征等。

五、操作步骤

1.肱骨（上臂）骨折的现场急救外固定（图3-1-2）

（1）检测患者的生命体征　如血压、心率、脉搏、呼吸、意识状态等。

（2）检查患肢　暴露上臂，了解伤口及患肢有无畸形等情况。

（3）止血　若有活动性出血，可使用止血带止血。

（4）伤口处理

①除去伤口周围污垢、脏物。

②伤口处覆盖无菌纱布或棉垫，并包扎。

（5）夹板固定

①将患侧上肢呈屈肘位。

②固定前用毛巾等软物铺垫在夹板与肢体间。用两块夹板，分别放在上臂的内侧、外侧（如只有1块夹板，应放在上臂的外侧）。

③绷带固定。

（6）三角巾固定

①三角巾折叠成燕尾式。

②三角巾中央放在伤侧前臂的中、下1/3处。

③三角巾两端在颈后打结，将前臂悬吊于胸前，保持肘部90°。

④固定伤侧肩肘关节于胸壁：另用一条三角巾围绕患侧上臂于健侧腋下打结。

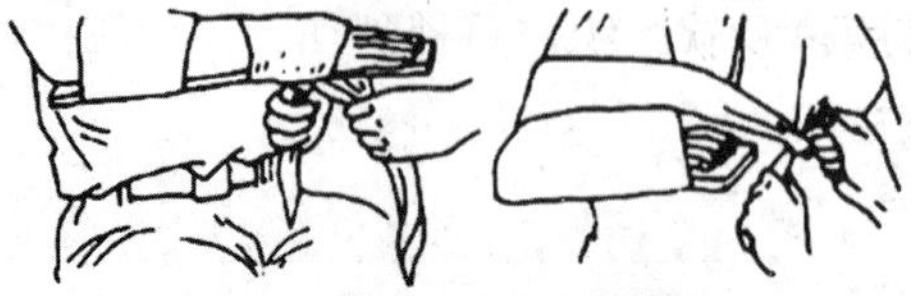

①桡、尺骨骨折固定

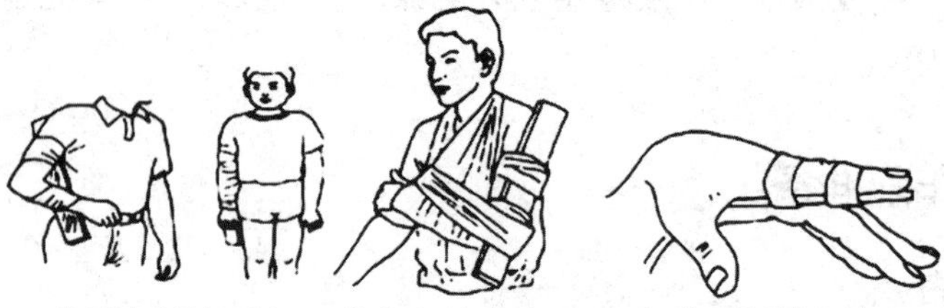

②肘关节骨折固定　③肱骨骨折固定　④手指骨折固定

图3-1-2　上肢骨折固定

2.前臂骨折的现场急救外固定（图3-1-2）

（1）检测患者的生命体征　如血压、心率、脉搏、呼吸、意识状态等。

（2）检查患肢　暴露前臂，了解伤口及患肢有无畸形等情况。

（3）止血　若有活动性出血，可使用止血带止血。

（4）伤口处理

①除去伤口周围污垢、脏物。

②伤口处覆盖无菌纱布或棉垫，并包扎。

（5）夹板固定

①固定前用毛巾等软物铺垫在夹板与肢体间。

②将夹板放在骨折前臂的四侧，夹板长度超过肘关节和手腕。

③用绷带捆扎固定夹板，应先固定远折端，再固定近折端，以减少患肢充血水

肿。松紧度以绷带可上下移动1cm为宜。

（6）三角巾固定　用三角巾将前臂悬吊于胸前。

3.胫腓骨（小腿）骨折的现场急救外固定（图3-1-3）

（1）检测患者的生命体征　如血压、心率、脉搏、呼吸、意识状态等。

（2）检查患肢　暴露患侧小腿，了解伤口及患肢有无畸形等情况。

（3）止血　若有活动性出血，可使用止血带止血。

（4）伤口处理

①除去伤口周围污垢、脏物。

②伤口处覆盖无菌纱布或棉垫，并包扎。

（5）夹板固定

①将2块夹板放在小腿内外侧，所选夹板长度超过膝关节及踝关节，夹板上端固定至大腿、膝关节上下，下端固定至踝关节及足底。

②固定前用毛巾等软物铺垫在夹板与肢体之间。

③先固定远折端，再固定近折端。绷带捆扎，松紧度以绷带可上下移动1cm为宜。

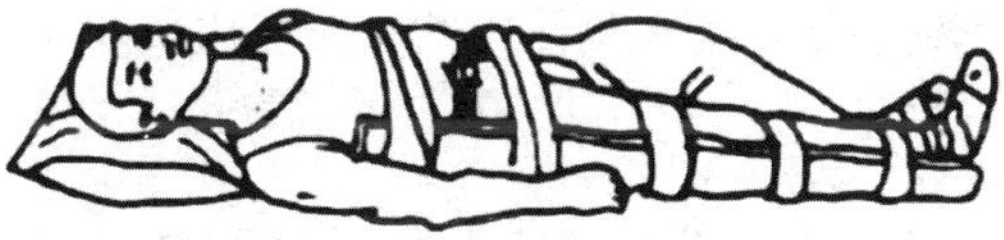

股骨骨折固定

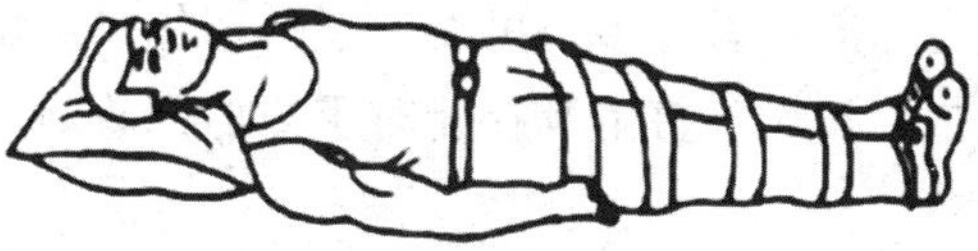

小腿骨折固定

图3-1-3　下肢骨折固定

4.股骨（大腿）骨折的现场急救外固定（图3-1-3）

（1）检测患者的生命体征　如血压、心率、脉搏、呼吸、意识状态等。

（2）检查患肢　暴露患侧大腿，了解伤口及患肢有无畸形等情况。

（3）止血　若有活动性出血，可使用止血带止血。

（4）伤口处理

①除去伤口周围污垢、脏物。

②伤口处覆盖无菌纱布或棉垫，并包扎。

（5）夹板固定

①将两块夹板放在大腿内外侧，长夹板的长度上至腋下，并超过踝关节，置于伤肢外侧，短夹板的长度上至大腿根部，并超过踝关节，置于伤肢内侧，夹板固定

位置：腋下、腰部、骨盆上下各一，膝关节上下各一，下端固定至踝关节及足底。

②固定前用毛巾等软物铺垫在夹板与肢体之间。

③先固定远折端，再固定近折端。绷带捆扎，松紧度以绷带可上下移动1cm为宜。

六、注意事项

1.首先完成现场评估。要首先对现场的安全进行评估，若现场环境不安全，应将患者搬至安全区域后再固定；还需对患者进行现场评估，如果生命体征不稳定或者心搏呼吸骤停，应先进行心肺复苏；如果有明显大出血的应先进行止血治疗。

2.不要试图对患者的骨折处进行整复，如果是明显的畸形，可稍加牵引，然后用夹板进行固定。

3.夹板固定位置要注意：夹板长度要超过骨折部位上、下两个关节，以限制活动，防止再次损伤。长骨骨折，原则上是先固定骨折上端，再固定下端，切勿颠倒顺序。

4.固定材料（如夹板）不要和患者的皮肤接触，中间垫一些柔软的材质，尤其在骨突起部位，要垫上柔软的垫子或者物体，防止造成压迫。

七、相关知识

1.肱骨骨折 常发生于肱骨外科颈、肱骨干、肱骨髁上、肱骨髁间、肱骨外髁、肱骨内上髁。其中，尤以前三者为多，可发生于任何年龄。多由直接暴力和间接暴力所引起，如重物撞击、挤压、打击及扑倒时手或肘部着地，暴力经前臂或肘部传至各部位。

2.前臂骨折 前臂骨骼由尺、桡两骨组成。前臂双骨折故也称尺桡骨双骨折，是临床骨科比较常见的骨折类型。前臂双骨折占全身长骨骨折的7.5%，其发生率在前臂骨折中位居第二。

3.胫腓骨骨干骨折 在全身骨折中最为常见，10岁以下儿童尤为多见。其中以胫骨干单骨折最多，胫腓骨干双折次之，腓骨干单骨折最少。主要表现为局部疼痛、肿胀，畸形较显著，表现为成角和重叠移位。应注意是否伴有腓总神经损伤，胫前、胫后动脉损伤，胫前区和腓肠肌区张力是否增加。往往骨折引起的并发症比骨折本身所产生的后果更严重。

4.小夹板固定术 中国首创，是中医对世界医学的伟大贡献之一。它的起源可以追溯到晋代，由著名医家葛洪根据其临床经验所编撰的《肘后救卒方》中最早文字记载竹片固定骨折的治疗方法。小夹板固定以力量相等、方向相反的外固定力来抵消骨折移位的倾向，以外固定的杠杆作用来协调肢体内部的平衡，使骨折移位的消极因素转变为维持固定、矫正畸形的积极因素，具有简、便、验、廉的优势和特色。这种方法开创了中国骨折夹板外固定疗法的先河，成为中医骨伤科治疗骨折的特色手段，被誉为中医治疗骨折的“独门绝技”。

四肢骨折现场急救外固定技术

一、关键点提示

1.如为开放性骨折，必须先止血、再包扎，最后进行骨折固定。

2.夹板等固定材料不要与皮肤直接接触，要用棉垫、衣物等柔软物垫好，尤其是骨突部位及夹板两端。

3.四肢骨折固定时，应先固定骨折的近端，后固定骨折的远端。夹板必须托扶整个伤肢，骨折上下两端的关节均必须固定。

4.固定四肢骨折时应露出指（趾）端，以便随时观察血液循环情况。

5.小夹板固定顺序为一垫、二放、三绑、四调、五挂。

二、易错点

1.固定时，小夹板未超过骨折部位上下两个关节。

2.没有先固定远折端，再固定近折端。

3.动作粗暴，捆扎过紧，无关爱意识。

注：本操作为临床执业（助理）资格考试实践技能考核项目之一。

（陈　湘　常　丽　吴金柱）

上臂骨折现场急救外固定任务工作单

组号：　　　　　　　　姓名：　　　　　　　　学号：

临床情景：女性，60岁。摔倒后左上臂剧痛，局部肿胀、畸形、反常活动，有少量出血，可见左手腕下垂。

要求：请为患者行现场伤口包扎并用夹板行骨折外固定。

操作完成时间：10分钟。

评分标准(总分20分)

完成项目	小组评分	教师评分
一、操作前准备(4分) (1)告知病人包扎固定的目的和注意事项，并取得病人配合，缓解焦虑紧张情绪(0.5分) (2)检测病人生命体征(口述)(1.5分) (3)检查患肢：暴露左上臂，了解伤口及左手血运和功能状况(2分)		
二、操作过程(14分) (1)充分暴露伤口，除去伤口周围污物及异物(2分) (2)伤口处覆盖无菌纱布或棉垫，并包扎(2分) (3)将患侧上肢呈屈肘位。用2块夹板，分别放在上臂的内侧、外侧(如只有1块夹板，应放在上臂的外侧)。绷带固定(4分) (4)三角巾折叠成燕尾式，三角巾中央放在左前臂的中下1/3处(3分) (5)三角巾两端在颈后打结，将前臂悬吊于胸前，保持肘部90°(2分) (6)操作结束后告知病人相关注意事项(1分)		
三、职业素质(2分) 1.操作前能以和蔼的态度告知患者包扎固定的目的，取得患者的配合，缓解焦虑紧张情绪。操作时动作规范，体现爱护患者的意识。操作结束后告知患者相关注意事项(1分) 2.着装整洁，仪表端庄，举止大方，语言文明，认真细致，表现出良好的职业素质(1分)		

前臂骨折现场急救外固定任务工作单

组号：　　　　　　　　姓名：　　　　　　　　学号：

临床情景：女性，25岁。摔倒后右前臂剧痛，局部肿胀、畸形、反常活动，有少量出血。

要求：请为患者行现场伤口包扎并用夹板行骨折外固定。

操作完成时间：10分钟。

评分标准(总分20分)

完成项目	小组评分	教师评分
一、操作前准备(4分) (1)告知病人包扎固定的目的和注意事项，并取得病人配合，缓解焦虑紧张情绪(0.5分) (2)检测病人生命体征(口述)(1.5分) (3)检查患肢：暴露右前臂，了解伤口及左手血运和功能状况(2分)		
二、操作过程(14分) (1)充分暴露伤口，除去伤口周围污物及异物(2分) (2)伤口处覆盖无菌纱布或棉垫，并包扎(2分) (3)将患侧上肢呈屈肘位。用四块夹板，分别放在前臂的四侧，绷带固定(4分) (4)三角巾折叠成燕尾式，三角巾中央放在左前臂的中下1/3处(3分) (5)三角巾两端在颈后打结，将前臂悬吊于胸前，保持肘部90°(2分) (6)操作结束后告知病人相关注意事项(1分)		
三、职业素质(2分) 1.操作前能以和蔼的态度告知患者包扎固定的目的，取得患者的配合，缓解焦虑紧张情绪。操作时动作规范，体现爱护患者的意识。操作结束后告知患者相关注意事项(1分) 2.着装整洁，仪表端庄，举止大方，语言文明，认真细致，表现出良好的职业素质(1分)		

胫腓骨骨折现场急救外固定任务工作单

组号：　　　　　　　　　　姓名：　　　　　　　　　　学号：

临床情景：男性，大学生，25岁。右小腿被重物砸伤。右小腿剧痛，局部可见一长约6cm伤口，有反常活动。

要求：请为患者行现场伤口包扎并用夹板行骨折外固定。

操作完成时间：10分钟。

评分标准(总分20分)

完成项目	小组评分	教师评分
一、操作前准备(4分) 1.告知患者及家属操作的目的，并取得患者的配合（0.5分） 2.检测患者生命体征（口述）（1.5分） 3.检查患肢：暴露右下肢，了解伤口及右足的血运和感觉等情况（2分）		
二、操作过程(14分) 1.充分暴露伤口，除去伤口周围污物以及异物（2分） 2.伤口处覆盖无菌纱布或棉垫并包扎（2分） 3.选用2块夹板，其长度超过膝关节及踝关节，置于右小腿两侧（3分） 4.固定前用毛巾等软物铺垫在夹板与肢体间（2分） 5.夹板上端固定至大腿、膝关节上下、下端固定至踝关节及足底（2分） 6.绷带捆扎，松紧度以绷带上下可移动1cm为宜（2分） 7.操作结束后告知患者相关注意事项（1分）		
三、职业素质(2分) 1.操作前能以和蔼的态度告知患者包扎固定的目的，取得患者的配合，缓解焦虑紧张情绪。操作时动作规范，体现爱护患者的意识。操作结束后告知患者相关注意事项（1分） 2.着装整洁，仪表端庄，举止大方，语言文明，认真细致，表现出良好的职业素质（1分）		

股骨骨折现场急救外固定任务工作单

组号：　　　　　　　　　　姓名：　　　　　　　　　　学号：

临床情景：男性，男，30岁。右大腿被重物砸伤。右大腿剧痛，局部可见一长约5cm伤口，有反常活动。

要求：请为患者行现场伤口包扎并用夹板行骨折外固定。

操作完成时间：10分钟。

评分标准(总分20分)

完成项目	小组评分	教师评分
一、操作前准备(4分) 1.告知患者及家属操作的目的，并取得患者的配合(0.5分) 2.检测患者生命体征(口述)(1.5分) 3.检查患肢：暴露右下肢，了解伤口及右足的血运和感觉等情况(2分)		
二、操作过程(14分) 1.充分暴露伤口，除去伤口周围污物以及异物(2分) 2.伤口处覆盖无菌纱布或棉垫并包扎(2分) 3.将2块夹板放在大腿内外侧，长夹板的长度上至腋下，并超过踝关节，置于伤肢外侧，短夹板的长度上至大腿根部，并超过踝关节，置于伤肢内侧。(3分) 4.固定前用毛巾等软物铺垫在夹板与肢体间(2分) 5.夹板上端固定至腋下、腰部、骨盆上下各一、膝关节上下各一、下端固定至踝关节及足底(2分) 6.绷带捆扎，松紧度以绷带上下可移动1cm为宜(2分) 7.操作结束后告知患者相关注意事项(1分)		
三、职业素质(2分) 1.操作前能以和蔼的态度告知患者包扎固定的目的，取得患者的配合，缓解焦虑紧张情绪。操作时动作规范，体现爱护患者的意识。操作结束后告知患者相关注意事项(1分) 2.着装整洁，仪表端庄，举止大方，语言文明，认真细致，表现出良好的职业素质(1分)		

任务三　开放性伤口的止血和包扎

PPT

止血和包扎是现场急救的基本技术，不仅可以减轻伤员的痛苦，减少并发症和后遗症的发生率，甚至可以挽救伤员的生命。特别是对于开放性伤口来说，及时的止血和有效的包扎对于控制出血、预防感染、促进伤口愈合具有重要意义。

一、目的

1.通过有效的止血包扎控制开放性伤口的出血。

2.通过有效的止血包扎避免伤口被污染，为伤口下一步清创缝合创造条件。

二、适应证

适用于各种出血情况下的急救止血与包扎。

三、禁忌证

当患者出现呼吸困难、呼吸停止或心搏骤停等状况时，需首先予以抢救，此时不宜先进行伤口处理。

四、操作准备

1.物品准备　消毒止血钳1把；镊子1把；剪刀1把；外用生理盐水2袋；75%乙醇或0.5%的碘伏（袋装）；过氧化氢溶液或高锰酸钾溶液；棉垫；消毒纱布；胶布；绷带；止血带；夹板；三角巾等。

2.操作者准备

（1）做适当的自我防护，戴好手套，戴口罩、帽子。

（2）与患者或家属交代病情，做好解释工作，争取清醒患者配合。

（3）判断患者伤情，包括致伤因素、生命体征、出血位置、出血方式和出血量。

五、操作步骤

（一）伤口周围的清洁处理和判断出血情况

1.伤口周围清洁处理　用剪刀等去除伤口周围衣物，充分暴露伤口；除去伤口周围污垢等。如时间和资源允许，用外用生理盐水清洗创口周围皮肤，消毒伤口，局部麻醉，用过氧化氢溶液反复清洗。

2.判断出血情况　判断出血方式为动脉、静脉还是毛细血管出血；迅速检查损伤部位末梢的脉搏和神经功能状态。

（二）止血

常用止血方法有以下几种（图3-1-4）。

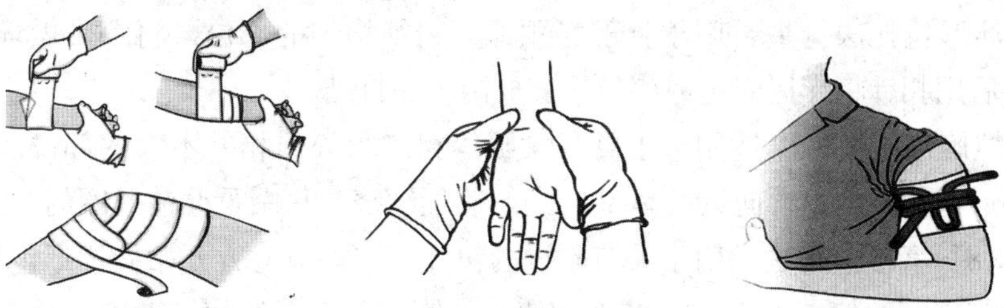

加压包扎止血法　　指压止血法　　止血带止血法

图3-1-4　止血法

1.加压止血法　用灭菌纱布/敷料直接覆盖伤口上（也可用灭菌医用无纺布、清洁毛巾、布料、手帕等代替），一般敷料要超过伤口周边至少3cm；再用手掌在上面直接压迫，或用绷带或布带加压包扎。这种方法在急救中最常用。

2.填塞止血法　适用于伤口较深、出血量较大的伤口。用消毒的纱布、棉垫等敷料填塞在伤口内，再用绷带、三角巾或四头带等加压包扎。注意填塞物应松紧适度，松紧度以达到止血为宜，避免过紧影响血液循环。

3.指压止血法　适用于头面颈部及四肢的动脉出血的急救。用手指或手掌压迫出血部位的近心端动脉，阻断血流，以达到止血目的。需准确掌握动脉压迫止血点的位置；且压迫力量要适中，以远端不出血为准；压迫10～15分钟，仅为短暂急救止血；保持伤处肢体抬高。

4.止血带止血法　适用于四肢大动脉出血且其他止血方法无效的情况。使用弹性止血带（常选用1m长的橡皮管）或布带等物品在出血部位的近心端进行结扎。

（1）上止血带前，应先将患肢抬高2～3分钟，以增加回心血量。

（2）止血带位置：应在靠近伤口的近心端上止血带，上肢在上臂上1/3处，下肢一般在大腿中上1/3处。

（3）绕扎止血带：在上止血带处置衬垫物，将橡皮止血带适当拉紧、拉长，缠绕肢体2～3周。绕扎松紧程度以控制出血，远端表浅动脉触摸不到为宜。橡皮管末端紧压在橡皮管的另一端下。

（4）在标牌上记录使用止血带的开始时间。

（5）每间隔60分钟应放松止血带1次，每次放松止血带的时间为3分钟，松开止血带之前应用手压迫住出血动脉的近端，且使用时间不应超过4小时。

（三）包扎

包扎在急救中应用广泛，其主要目的是压迫止血、保护伤口、固定敷料、减少污染、固定骨折与关节、减少疼痛。常用材料有绷带、三角巾、多头带等，现场急救时也可使用毛巾、布单、衣物等替代。

1.绷带加压包扎 先用无菌纱布叠加后，敷在开放性伤口上，然后用绷带略施压力，一般应自远心端向近心端包扎，包括环形包扎法、螺旋形包扎法、螺旋反折法、“8”字形包扎法等，最后用胶布固定绷带头、绷带自身打结或使用卡扣。

（1）环形包扎法 主要用于腕部、颈部等粗细均匀的部位。将绷带做环形重叠缠绕，最后用扣针将带尾固定或将带尾剪成两个头打结。

（2）螺旋形包扎法 适用于上臂、大腿等粗细不等但相差不大的部位。从远端开始先环形包扎两圈，再向近端呈30°角螺旋形缠绕，每圈重叠前一圈的1/2～2/3。

（3）“8”字形包扎法 用于关节附近的包扎。在关节上方开始做环形包扎数圈，然后将绷带斜行缠绕，一圈在关节上缠绕，一圈在关节下缠绕，两圈在关节凹面相交，反复进行，最后在关节上方环形包扎数圈用扣针将带尾固定。

（4）帽式包扎法（回返式包扎法） 主要用于头顶、指端和肢体残端。将绷带多次来回反折，由中央向周围包扎，将被包扎部位全部遮盖后，再做环形包扎2周，最后用扣针将带尾固定。

2.头顶部三角巾包扎 头顶部伤口多采用三角巾帽式包扎法。将三角巾底边折叠约3cm宽，底边正中放在眉间上部，顶尖拉向枕部，底边经耳上向后在枕部交叉并压住顶角，再经耳上绕到额部拉紧打结，顶角向上反折至底边内或用别针固定。

3.头部三角巾“十”字包扎 适用于下颌、耳部、前额、颞部小范围伤口。将三角巾叠成3指宽带状，放于下颌伤口敷料处。两手将带巾两底角分别经耳部向上提，长的一端绕头顶与短的一端在颞部交叉成十字。然后两端水平环绕头部，经额、颞、耳上、枕部，与另一端打结固定。

六、注意事项

1.迅速暴露伤口并检查 在止血和包扎前，应迅速暴露伤口并检查伤情，以便采取合适的急救措施。

2.保持无菌操作 在操作过程中应严格遵守无菌原则，使用无菌器械和敷料，以防感染。

3.松紧适度 包扎时应松紧适度，避免过紧影响血液循环，过松则无法有效止血和固定敷料。

4.标记和记录 在使用止血带等特殊止血方法时，应做好标记并记录时间，以便及时放松止血带并观察伤情变化。

5.及时转运 在初步处理完伤口后，应及时将患者转运至医疗机构进行进一步治疗。

七、相关知识

1.常用指压止血动脉　头顶部出血可压迫颞浅动脉；颜面部出血可压迫面动脉；前臂出血可压迫肱动脉；腕及手出血时可同时压迫桡、尺动脉；下肢大出血可压迫股动脉；小腿及以下出血可压迫腘动脉；手指出血可按压指根部两侧的指动脉。

2.特殊损伤的包扎

（1）开放性颅脑损伤　用干净的碗扣在伤口上，或者用敷料或其他的干净布类做成大于伤口的圆环，放在伤口周围，然后包扎，以免包扎时骨折片陷入颅内，同时保护膨出的脑组织。

（2）开放性气胸　如胸部外伤伴有气胸，对较小的伤口采用紧密包扎，阻断气体从伤口进出。可先用厚敷料或塑料布覆盖，再用纱布垫或毛巾垫加压包扎。对伤口较大或胸壁缺损较多，可用葫芦形纱布填塞压迫。先用一块双侧凡士林纱布经伤口填塞胸腔内，再在其中心部位填塞干纱布，外加敷料，用胶布粘贴加压固定。

（3）肋骨骨折　胸部外伤伴有多发肋骨骨折，可用衣物、枕头等加压包扎伤侧，以遏制胸壁浮动，必要时可将伤员侧卧在伤侧。单根肋骨骨折可用宽胶布固定：用胶布3～4条，每条宽7～8cm，长度为胸廓周径的2/3，在患者最大呼气末时固定，从健侧肩胛下向前至健侧锁骨中线，上下胶布重叠2～3cm。

（4）开放性骨折并骨端外露　包扎时外，露的骨折端不要还纳，如自行还纳还需特别注明。

（5）腹部外伤并内脏脱出　脱出的内脏不能还纳，包扎时屈曲双腿，放松腹肌，将脱出的内脏用大块无菌纱布盖好，再用干净饭碗、木勺等凹形物扣上，或用纱布、布卷、毛巾等做成圆圈状，以保护内脏，再包扎固定。

开放性伤口的止血包扎

一、关键点提示

1.包扎伤口时，先简单清创再包扎。手及脏物不要触及伤口，不要用水冲洗伤口（除化学伤外），突出体腔外的内脏不要回纳，伤口内异物不要随意取出。

2.包扎时要牢靠，松紧要适宜。

3.包扎时要使患者舒适。用胸带要注意呼吸，包扎肢体要注意保持功能位。皮肤皱褶处和骨隆突处应用棉垫或纱布等作衬垫，需要抬高肢体时，应给适当的扶托物。

4.包扎方向从远心端向近心端包扎，要将指（趾）端外露，以便观察血运情况。绷带固定时打结应放在肢体的外侧面，忌在伤口上、骨隆突处或易于受压的部位打结。

5.解除绷带时，先解开固定结或取下胶布，然后以两手互相传递松解。紧急时或绷带已被伤口分泌物浸透干涸时，可用剪刀剪开。

二、易错点

1.特殊部位的包扎需要强化。

2.包扎不能过紧或过松，打结或固定的部位应在肢体的外侧面或前面。

注：本操作为临床执业（助理）资格考试实践技能考核项目之一。

（常　丽　陈　湘　王加胜）

开放性伤口的止血包扎任务工作单

组号：　　　　　　　姓名：　　　　　　　学号：

临床情景：男性，34岁。发生车祸受伤1小时。假如你随急救车至车祸现场参与急救处理。查体发现右前臂有一长约3cm的伤口，有活动性出血，局部畸形，反常活动。

要求：请用橡皮止血带、夹板等为患者（医学模拟人）行止血、固定处理。

操作完成时间：10分钟。

评分标准（总分20分）

完成项目	小组评分	教师评分
一、操作前准备（3分） 1.快速检测患者的主要生命体征（口述）（1分） 2.检查患肢：暴露右臂，了解伤口及畸形情况（1分） 3.准备止血带、敷料、夹板等（0.5分） 4.告知患者操作的目的并取得患者的配合，关注患者的疼痛程度并给予适当的处理，缓解焦虑紧张情绪（0.5分）		
二、止血固定操作过程（15分） 1.止血带位置选择：右上臂上1/3处（1分） 2.绕扎止血带：先在扎止血带处置衬垫物（1分） 3.绕扎松紧程度以控制出血、右侧桡动脉摸不到搏动为宜（2分） 4.在标志牌上记录使用止血带的开始时间（2分） 5.充分暴露右前臂，创面用无菌纱布或棉垫覆盖并固定（1分） 6.夹板长度超过肘关节和腕关节，置于前臂两侧（可请考官协助）（2分） 7.固定前用毛巾等软物铺垫在夹板与肢体间（1分）		
8.用绷带捆扎固定夹板，上端固定至肘部，下端固定至手掌（2分） 9.先捆扎骨折的下部，然后捆扎上部，松紧度以绷带上下可移动1cm为宜（1.5分） 10.用绷带或三角巾悬吊于胸前（1分） 11.操作结束后告知患者相关注意事项（0.5分）		
三、职业素质（2分） 1.操作前能以和蔼的态度告知患者操作的目的，取得患者的配合。操作时注意无菌观念，动作规范，体现爱护患者的意识。操作结束后告知患者相关注意事项（1分） 2.着装整洁，仪表端庄，举止大方，语言文明，认真细致，表现出良好的职业素质（1分）		

任务四 心肺复苏术

PPT

心肺复苏术（cardiopulmonary resuscitation，CPR）是一项至关重要的急救技能，是针对骤停的心脏和呼吸采取的救命技术，对于挽救心搏骤停患者的生命具有决定性意义，广泛应用于基层医疗岗位及院前急救。作为未来的医学工作者，掌握心肺复苏术不仅是职业要求，更是对生命的尊重与责任。

心搏骤停一旦发生，如得不到即刻及时地抢救复苏，4~6分钟后会造成患者脑和其他重要器官组织的不可逆的损害，因此，心搏骤停后的心肺复苏必须在现场立即进行，为进一步抢救直至挽回心搏骤停患者的生命而赢得最宝贵的时间。CPR是对各种原因所造成的心搏、呼吸骤停采取最初的急救措施，包括早期识别心搏骤停，及时启动紧急医疗服务体系（emergency medical service systems，EMSS），尽快帮患者重建循环和呼吸，保护脑功能，拯救生命。

一、目的

使患者自主循环、自主呼吸恢复，促进脑功能的恢复。

二、适应证

突发意识丧失，呼之不应，同时无正常呼吸或完全无呼吸，伴大动脉搏动消失的患者，包括各种原因导致的心脏不能有效泵血患者。

三、禁忌证

无绝对禁忌证。除外：①患者处在严重疾病状态下，生前有无须抢救的遗嘱；②患者已经处于不可逆的死亡状态。

四、基本原理

心肺复苏通过人工方式维持血液循环和呼吸功能，以支持重要器官的血液和氧气供应，直到自然心搏和呼吸恢复或专业医疗团队到达。其基本原理包括胸外按压产生人工循环和人工呼吸提供氧气。

1.胸外按压 通过外部压力促使心脏排血，维持重要器官灌注。

2.人工呼吸 为患者提供氧气，维持基本呼吸功能。

五、操作前准备

1.用物准备 心肺复苏模拟人、纱布。

2.操作者准备　着装整洁，做好防护措施：手套、帽子、口罩（单人操作不戴）。

六、操作步骤

以院外成人CPR为例——单人操作。

1.评估与呼救

（1）确认现场安全　在进行任何急救操作前，首先确认现场环境安全，避免对自己和患者造成二次伤害。

（2）判断患者意识情况　双膝跪于患者右侧，俯身轻拍患者肩膀并大声呼喊，分别在患者左右耳边各呼唤一次，检查患者是否有反应。

（3）呼救　如果没有反应，立刻启动应急反应系统。尽快拨打急救电话，并请求附近的自动体外除颤器（AED）。请其他有抢救经验者与抢救。

2.判断患者呼吸心搏

（1）观察患者有无胸廓起伏，判断呼吸。

（2）同时触摸颈动脉搏动。以一手示指和中指触摸患者颈动脉以感觉有无搏动（搏动触点在甲状软骨旁胸锁乳突肌沟内）。

（3）检查时间一般为5～10秒，如10秒内仍不能确定有无脉搏，应立即实施胸外按压。

3.胸外按压

（1）准备　患者仰卧位于平坦地面或硬板床，使患者的头、颈、躯干在同一轴线，身体摆直无扭曲，双手放于躯干两侧，解开患者领结、衣扣、腰带、胸罩（女性）等，使胸腹部充分暴露。

（2）定位　按压部位通常为胸骨中下1/3交界处即剑突上两横指，或两乳头连线中点处，放置掌根。

（3）手势　将一只手的掌根放于患者胸部的中央、胸骨下半部，另一只手的掌根置于第一只手上，十指交叉，伸直双臂，翘起伸直的五指，不得接触到患者胸壁。

（4）姿势　双膝跪地，腰部挺直，双臂必须绷直，肩、肘、腕三关节呈一条直线，与患者胸壁垂直，肘部不能弯曲，双臂夹紧，身体无摇晃，始终观察患者面色。以髋部为支点，靠上半身的重量向下按压，用力均匀、平稳、有节奏。

（5）频率与深度　按压力度使胸骨下陷5～6cm，立刻放松，避免损伤肋骨，按压和放松的时间相等，按压频率100～120次/分。每次按压之后应让胸廓完全回弹，以便心脏回血，但回弹时手掌不离开按压部位。

4.保持呼吸道通畅　操作者应先检查患者颈椎无损伤后再行开放气道等操作，开放气道速度要快，使按压中断时间少于10秒。

（1）清除口腔分泌物　如口腔内有异物或呕吐物，应将患者的头偏向一侧，用指套或纱布保护手指清除患者口中的异物、呕吐物等。

（2）仰头抬颏法开放气道　右手抬起患者下颌，使其头部后仰，同时左手手掌按压患者前额保持其头部后仰位置，使患者下颌与耳垂连线与地面垂直，左手食指与拇指捏紧患者鼻孔。如怀疑颈部损伤时，推荐使用抬下颌法开放气道，此时操作者应位于患者头部，双手拇指置于患者口角旁，其余四指托于患者下颌部，保持颈部固定，用力使患者下颌向上抬起，至患者下齿高于上齿，避免搬动颈部，以免进一步损伤脊髓。

5.人工呼吸　为了操作者安全，口对口人工呼吸时可使用面罩，也可先垫上一层纱布进行防护。

（1）平静吸气后，将口唇紧贴患者口唇，把患者口部完全包住，深而快地向患者口内吹气，给气时间应持续1秒，使患者胸廓产生可见隆起，避免通气不足或过度通气。潮气量每次500～600ml为宜。

（2）松开捏鼻的手指，观察胸部恢复状况，再进行下一次人工呼吸。

6.胸外按压与人工呼吸交替进行　单人抢救时，每胸外按压30次，口对口人工呼吸2次（30∶2）。

7.复检　心肺复苏5个周期（一个周期为按压30次，通气2次）结束后，重新检查患者意识、呼吸、颈动脉搏动等状况。发现患者心搏呼吸恢复或专业医务人员到达，停止初期徒手心肺复苏，记录抢救结束时间，转送医院或重症监护室进一步高级生命支持，昏迷患者头偏向一侧，防止误吸。

七、注意事项

1.确保操作安全，避免对患者造成额外伤害。

2.胸外按压应快速有力，避免中断。

3.人工呼吸时应确保气道开放，吹气量适中。

4.在复苏过程中保持冷静，根据患者反应及时调整策略。

八、相关知识

（一）常见的心搏骤停

心搏骤停（sudden cardiac arrest，SCA）是指各种原因所致心脏有效射血功能突然停止，随即出现意识丧失、呼吸停止、脉搏消失，是临床最紧急的危险情况。临床上常见的主要有以下几种。

1.心室颤动　心室肌发生快速而极不规则、不协调的连续颤动（图3-1-5）。心电图表现为QRS波群消失，代之以不规则的连续的室颤波，频率为200～500次/分。这种心搏骤停是最常见的类型，约占80%。心室颤动如能立刻给予电除颤，则复苏成功率较高。

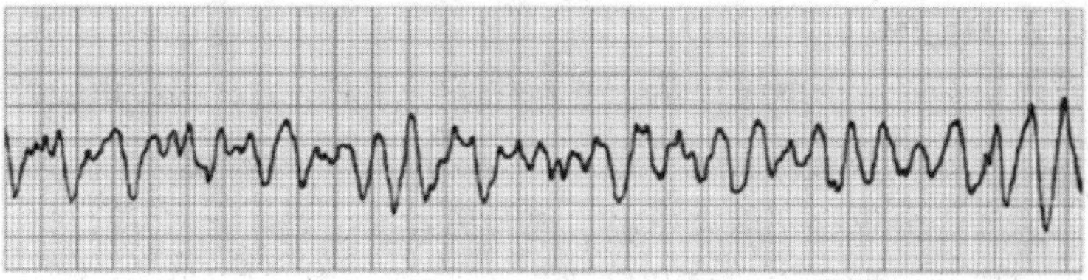

图 3-1-5　室颤心电图

2.心室静止　心室肌完全丧失了收缩活动，呈静止状态（图3-1-6）。心电图表现呈一直线或仅有心房波，多在心搏骤停一段时间后（如3~5分钟）出现。

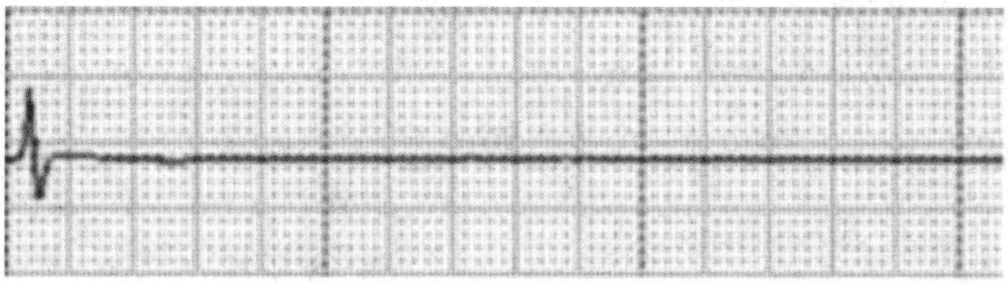

图 3-1-6　心搏骤停心电图

3.心电-机械分离　此种情况也就是缓慢而无效的心室自主节律（图3-1-7）。心室肌可断续出现缓慢而极微弱的不完整的收缩。心电图表现为间断出现并逐步增宽的QRS波群，频率多为20~30次/分以下。由于心脏无有效泵血功能，听诊无心音，周围动脉也触及不到搏动。此型多为严重心肌损伤的后果，最后以心室静止告终，复苏较困难。

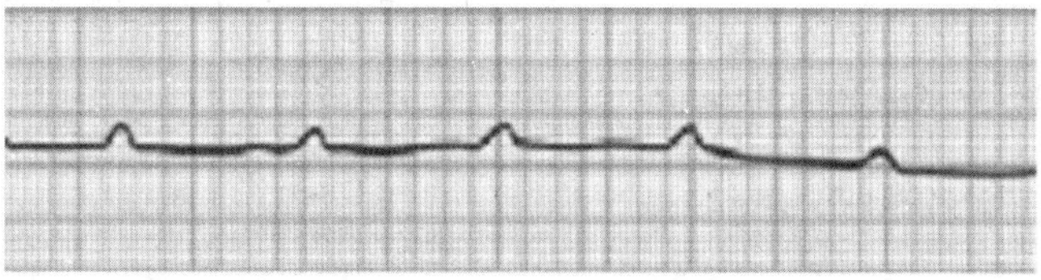

图 3-1-7　心电-机械分离心电图

心搏骤停的以上三种心电图类型及其心脏活动情况虽各有特点，但心脏丧失有效泵血功能导致循环骤停是共同的结果。全身组织急性缺血、缺氧时，机体交感肾上腺系统活动增强，释放大量儿茶酚胺及相关激素，使外周血管收缩，以保证脑、心等重要器官供血；缺氧又导致无氧代谢和乳酸增多，引起代谢性酸中毒。急性缺氧对器官的损害，以大脑最为严重，随着脑血流量的急骤下降，脑神经元三磷酸腺苷（ATP）含量迅速降低，细胞不能保持膜内外离子梯度，加上乳酸盐积聚，细胞水肿和酸中毒，进而细胞代谢停止，细胞变性及溶酶体酶释放而导致脑等组织细胞的不可逆损害。

（二）AED（自动体外除颤器）的使用

在施救过程中，无论心肺复苏进行至哪一步，AED到达后均尽早使用，遵循“听它说，跟它做”原则。

（1）打开AED电源。

（2）链接电极片（一个电极片贴于患者右侧锁骨正下方，另一电极片贴于左乳头外侧）。

（3）插入插头，分析心率前大声说"离开患者"。

（4）充电完成后，大声说"离开患者"，然后按下电击按钮。

（5）恢复胸外按压。

为了获得更高的CCF（按压比率），在AED充电的过程中可以按压。

（三）不同年龄CPR施救

不同年龄CPR施救比较见表3-1-1。

表3-1-1　不同年龄CPR施救比较

内容	成人和青少年	儿童（1岁至青春期）	婴儿（不足1岁，除新生儿以外）
现场安全	确保现场对施救者和患者均是安全的		
识别心搏骤停	检查患者有无反应 无呼吸或仅是濒死叹息样呼吸（即呼吸不正常） 不能在10秒内明确感觉到脉搏（10秒内可同时检查呼吸和脉搏）		
启动应急反应系统	如果是独自一人且没有手机，则离开患者启动应急反应系统并取得自动体外除颤器，然后开始心肺复苏。或请他人前往取得，自己则立即开始心肺复苏；取得自动体外除颤器后尽快使用	有人目击的猝倒：同成人和青少年，遵照左侧的步骤 无人目击的猝倒：给予2分钟的心肺复苏后，离开患者去启动应急反应系统并获取自动体外除颤器，回到该儿童或婴儿身边并继续心肺复苏。在自动体外除颤器可用后尽快使用	
没有高级气道的按压-通气比	1或2名施救者：30∶2	1名施救者：30∶2 2名及以上施救者：15∶2	
有高级气道的按压-通气比率	以100～120次/分的速率持续按压 每6秒给予1次呼吸（每分钟10次呼吸）		
按压速率	100～120次/分		
按压深度	5～6cm	至少为胸部前后径的1/3，约5cm	至少为胸部前后径的1/3，约4cm
手的位置	将双手放在胸骨的中下1/3交界处	将双手或一只手（适用于很小的儿童）放在胸骨的下半部	1名施救者：将2根手指放在婴儿胸部双乳头连线中点正下方 2名及以上施救者：将双手拇指环绕放在婴儿胸部双乳头连线中点正下方
胸廓回弹	每次按压后使胸廓充分回弹；不可在每次按压后倚靠在患者胸壁上		
尽量减少中断	胸外按压中断时间限制在10秒以内		

（四）古代心肺复苏术

早在东汉时期，名医张仲景在其所著的《金匮要略》中就已经提到了心肺复苏的方法。该书约成书于公元205年，是中医经典古籍之一，其中详细记载了针对自缢等紧急情况的复苏方法。此外，其他古代医籍如《华佗医方》《中藏经》等也有类似记载，显示了中医在古代就已经掌握了有效的心肺复苏技术。中国古代的心肺复苏术不仅在当时具有重要的临床意义，而且为现代心肺复苏技术的发展奠定了基础。现代心肺复苏的ABCD法（通畅气道、人工辅助通气、胸外心脏按压、药物或电除颤）在古代医籍中已有类似的阐述。如“安被卧之”使患者平卧；“踏肩挽发”以开放气道；“以手按据胸上，数动之”进行连续的胸外心脏按压，不辞劳苦坚持到底；“摩捋臂胫屈伸之”通过屈伸患者的臂胫、按摩胸廓等方式辅助呼吸；在《中藏经》中还记载了“更令亲人吹气入口”的口对口人工呼吸法。这些宝贵的经验和技术不仅体现了古代医学的智慧和成就，也为现代医学的发展提供了有益的借鉴和启示。

心肺复苏

一、操作要点

1.评估与准备　确认现场环境安全，避免二次伤害；检查患者意识与呼吸，判断是否需要心肺复苏；启动紧急反应系统，拨打急救电话。

2.胸外按压　患者平卧于坚实平面上；按压部位为胸骨下半部，两乳头连线中点；按压深度成人至少5cm，儿童约胸廓前后径的1/3，婴儿约4cm；按压速率至少100次/分，确保每次按压后胸廓完全回弹。

3.开放气道　采用仰头举颏法或推举下颌法开放气道；清除口腔异物，保持呼吸道通畅。

4.人工呼吸　若未经培训或不愿进行口对口人工呼吸，可仅进行胸外按压；若进行人工呼吸，每次吹气应持续1秒，确保胸廓隆起；按压与呼吸比例通常为30∶2，即30次胸外按压后给予2次人工呼吸。

5.持续监测与评估　在复苏过程中持续监测患者反应和生命体征；如有AED（自动体外除颤器）到达，应立即使用。

二、易错点

1.未确认环境安全。在进行心肺复苏前未评估现场环境，可能导致施救者受伤。

2.未解开衣领，抽去枕头。

3.未清除气道分泌物。

4.按压时手指触及胸壁，按压后手掌离开胸壁。按压过程中，手掌不应离开胸壁，而手指不能触及胸壁。

注：本操作为临床执业（助理）资格考试实践技能考核项目之一。

（常　丽　郝　玲　王晓丽）

心肺复苏任务工作单

组号：　　　　　　　　　姓名：　　　　　　　　　学号：

临床情景：男性，70岁。晨练时突然倒地，呼之不应，口唇发绀，颈动脉搏动消失。

要求：请立即为患者行单人徒手心肺复苏（完成5个循环）。

操作完成时间：5分钟。

评分标准（总分20分）

完成项目	小组评分	教师评分
一、操作前准备（2分） 1.使患者仰卧于平地上（1分） 2.解开衣领，松开腰带（1分）		
二、操作过程（16分） 1.评估意识（3.5） （1）评估现场环境是否安全，检查患者是否有反应（1分） （2）检查呼吸与脉搏（1分） （3）启动应急反应系统（拨打120）；呼叫支援；获得AED（1.5分） 2.胸外按压（4分） （1）两手掌根部重叠置于胸骨中下1/3交界处，手指抬起不触及胸壁（1分） （2）肘关节伸直，垂直向下按压，使胸骨下陷5～6cm，立刻放松，按压和放松时间一致，放松时手掌不离开按压部位。按压频率100～120次/分（3分） 3.人工通气（5分） （1）清除口、鼻腔分泌物、异物等，保持呼吸道通畅（1分） （2）右手抬起患者下颌，使其头部后仰，左手按压患者前额保持其头部后仰位置，使患者下颌和耳垂连线与地面垂直，右手将患者的下颏向上提起，左手以拇指和示指捏紧患者的鼻孔（1.5分） （3）吹起时，把患者口部完全包住，深而快地吹气，应持续1秒钟以上，直至患者胸廓向上抬起。潮气量每次500～600ml（2分） （4）使患者的口张开，并松开捏鼻的手指，观察胸部恢复状况，再进行下一次人工呼吸（0.5分） 4.以30：2的按压通气比例再完成4个循环（2分） 5.判断复苏效果（观察颈动脉搏动、瞳孔对光反射、意识、自主呼吸、皮肤颜色5个指标中的任何2个即可）（1分） 6.操作结束后，告知患者家属结果及下一步处理意见（0.5分）		
三、职业素质（2分） 1.操作时动作迅速准确，不慌乱，操作结束后向患者家属告知急救结果以及下一步处理意见（1分） 2.着装整洁，仪表端庄，举止大方，表现出良好的职业素质（1分）		

任务五　电除颤

PPT

电除颤是临床治疗异位快速型心律失常的重要手段，通过脉冲电流电击患者心脏，使大部分心肌细胞同时除极，从而恢复窦性心律。

一、基本原理

电除颤利用脉冲电流通过心脏，使大部分心肌细胞在短时间内同时除极，消除异位心律，恢复心脏正常的电生理活动，从而使心脏恢复窦性心律。

二、适应证

1.心室颤动或心室扑动。

2.无脉性室速。

三、禁忌证

1.缓慢心律失常，包括病态窦房结综合征。

2.洋地黄过量引起的心律失常（除室颤外）。

3.伴有高度或完全性传导阻滞的房颤、房扑、房速。

4.严重的低钾血症患者暂不宜进行电复律。

5.左房巨大，心房颤动持续一年以上，长期心室率不快者。

四、操作步骤

1.评估与准备

（1）确认患者为室颤等需要电除颤的心律失常。

（2）准备除颤仪、导电糊（或盐水纱布）、电极板等物品。确保除颤仪处于良好工作状态。

2.患者准备　患者仰卧于硬板床上，患者身体不应接触周围任何金属物品，充分暴露胸壁，连接除颤仪上的心电监护仪，观察显示器上的心电波形。在准备除颤仪的同时，应持续进行胸外按压。

3.仪器设置　打开除颤仪，查看除颤仪工作是否正常，选择合适的除颤模式（同步或非同步）。心电监护提示心室颤动，将除颤仪设置为“非同步”，设置合适的除颤能量。一般建议使用双向波除颤仪，能量设置为150～200焦耳；若使用单向波除颤仪，则能量设置为360焦耳。

4.电极板放置

（1）在电极板上涂抹导电糊，以减少电阻和防止皮肤灼伤。

（2）将一个电极板放置于胸骨右缘第2～3肋间（心底部），另一个电极板放置于左腋前线第5肋间（心尖部）。电极板与皮肤紧密接触，电极板压力适当。

5.充电与放电

（1）按下除颤仪的充电按钮进行充电，充电到指定功率。

（2）再次确认患者心电提示为心室颤动。

（3）确认无人与患者及病床接触后，同时按压放电按钮电击除颤。

6.心脏按压

（1）除颤后立即进行人工胸外按压及人工呼吸，持续5个周期（30∶2）或2分钟。

（2）观察患者心律是否恢复窦性，必要时可重复除颤。

五、注意事项

1.确保操作安全 在操作前确认除颤仪处于良好状态，检查电极板是否干燥、清洁，避免导电不良或灼伤皮肤。

2.正确评估病情 在除颤前必须确认患者为需要电除颤的心律失常，避免误操作。

3.选择合适的除颤模式与能量 根据患者病情选择合适的除颤模式和能量，确保除颤效果。

4.密切观察患者反应 除颤后密切观察患者心律、呼吸等生命体征变化，及时评估除颤效果并采取相应措施。

（常　丽　王晓丽）

电除颤任务工作单

组号：　　　　　　　　　　姓名：　　　　　　　　　　学号：

临床情景：男性，42岁。大面积心肌梗死抢救中突然出现心搏骤停，触不到颈动脉搏动，心电图提示心室颤动。

要求：请为患者（医学模拟人）进行电除颤模拟操作。

注：从安全角度考虑，最后的放电步骤，仅口述，不施行放电操作！

操作完成时间：10分钟。

评分标准（总分20分）

完成项目	小组评分	教师评分
一、操作前准备（2分） 1.患者取仰卧位（1分） 2.考生立于患者右侧（1分）		
二、操作过程（16分） 1.暴露患者胸壁，将电极板涂导电糊或在电击部位垫以生理盐水湿纱布（2分） 2.将电极板分别置于胸骨右缘第2~3肋间和心尖区（2分） 3.选择非同步放电按钮（2分） 4.按充电按钮充电（单相波电除颤充电360J，双相波电除颤充电150~200J）（2分） 5.确认无人与患者及病床接触（2分），同时按压两个电极板的放电按钮（口述）（3分） 6.放电后（患者躯干和四肢抽动后），立即听诊心脏并观察心电监测，观察患者的心律是否转为窦性（口述）（3分）		
三、职业素质（2分） 1.操作时动作迅速准确，不慌乱，操作结束后向患者家属告知急救结果以及下一步处理意见（1分） 2.着装整洁，仪表端庄，举止大方，表现出良好的职业素质（1分）		

任务六　简易呼吸器的使用

PPT

简易呼吸器又称复苏球、气囊等，是一种简便易行的人工呼吸辅助装置，适用于心肺复苏及需人工呼吸急救的场合，广泛应用于临床急救和患者转运过程中，具有使用方便、痛苦轻、并发症少、便于携带、有无氧源均可立即通气的特点。特别是在基层医疗岗位和紧急救援场合，对于维持患者呼吸功能、提高抢救成功率具有重要作用。本任务将详细介绍简易呼吸器的构造、使用方法、注意事项及临床应用。

一、目的

1.维持和增加机体通气量，促进自主呼吸恢复。

2.提高患者血氧饱和度，缓解缺氧状况。

二、适应证

1.心肺复苏。

2.各种中毒所致的呼吸抑制。

3.神经、肌肉疾病所致的呼吸肌麻痹。

4.各种电解质紊乱所致的呼吸抑制。

5.各种大型的手术。

6.运送患者，适用于机械通气患者作特殊检查、进出手术室等情况。

7.临时替代机械呼吸机（指有创呼吸机，不包括无创人工气道），遇到呼吸机因障碍、停电等特殊情况时，可临时应用简易呼吸器替代。

三、禁忌证

1.未经减压及引流的张力性气胸，纵隔气肿。

2.中等量以上的咯血。

3.重度肺囊肿或肺大疱。

4.低血容量性休克未被充血容量之前。

5.急性心肌梗死。

6.上呼吸道梗阻时面罩通气无效。

四、简易呼吸器的构造

简易呼吸器通常由进气阀、压缩单元（如气囊）和患者阀组成，一般配有储气袋、呼吸面罩等附件。是一种通过操作者按压设备上压缩单元（如气囊），从而实现向患者肺部通气的复苏装置。

1.面罩（面罩材质有硅胶，PVC） 用于覆盖患者的口鼻部，确保氧气能够顺利进入患者体内。

2.单向阀（单向气流活瓣） 只允许球体内的氧气流出，防止患者呼出的气体回流。

3.球体 又称"人工复苏气囊"，用于储存氧气，并通过挤压产生气流，为患者提供人工呼吸。

4.储气安全阀 有些呼吸器的储气阀在呼吸器尾部。有些储气阀不在呼吸器尾部，与储气袋相连。用于调节氧气的流出量，确保每次挤压气囊时提供的氧气量适中。

5.氧气储气袋（或粗波纹管） 连接在呼吸器尾端，用于储存多余的氧气，提高氧气利用效率。

6.氧气导管 用于连接氧气瓶或中心供氧装置，为简易呼吸器提供源源不断的氧气供应。氧导管另一端与氧容器相连。

7.其他 部分球囊还配有毒气过滤器、开口器、口咽通气道等。

如果抢救现场没有毒性气体可以只接储气袋，氧导管，如现场有多人进行抢救，接氧管及接储气袋动作由助手进行。开口器适用于出现口腔紧闭，口咽通气道不能进入口腔内的情况时使用。

五、操作前准备

1.将呼吸囊链接面罩。

2.将呼吸囊链接输氧管，调节氧流量8～10L/min。

六、操作步骤

1.体位 患者去枕仰卧，操作者立于患者头侧。

2.开放气道 清理口咽分泌物，采用仰额抬颏法开放气道，使气道保持通畅。

3.固定面罩 以鼻梁作参照，用"EC"手法固定面罩，即一只手拇指和食指紧紧按住面罩，其他的手指则紧按住下颌角，开放气道。

4.人工呼吸 挤压球囊，每次输送500～600ml的气体，频率为10次/分，观察胸廓是否随捏、松呼吸囊的操作而起伏。

5.检查 大约每2分钟检查一次脉搏。

七、注意事项

1.面罩要紧扣鼻部，否则易发生漏气。

2.若患者有自主呼吸，应与之同步，即患者吸气初顺势挤压呼吸囊，达到一定潮气量便完全松开气囊，让患者自行完成呼气动作。

3.必要情况下使用口咽气道或鼻咽气道。

4.如果简易呼吸器供氧无效，应尽快建立有创人工气道。

八、相关知识

1.简易呼吸器自检方法

（1）检测入气情况　按压球囊，堵塞通气阀，球囊迅速回弹，说明入气通畅。

（2）检测贮气装置密闭性　堵塞通气阀，按压球囊，球囊不可下压，说明贮气装置无漏气。

（3）检测通气情况　连接贮气袋于通气阀，按压球囊，贮气袋充盈，鸭嘴阀开放与闭合方向正确，通气顺畅，表明通气阀通畅，通气方向正确。

（4）检测通气情况　充盈贮气袋后，按压贮气袋，通气阀瓣膜上下摆动，说明肺内气体可呼出，患者有自主呼吸时气体可排出体外。

（5）检测气体补充情况　充盈贮气袋，接贮气袋于入气阀，按压球囊，贮气袋迅速排空，说明当通气不足时，可从贮气袋内摄入补充。

（6）检测过多气体排出情况　充盈贮气袋，接贮气袋于入气阀，按压贮气袋，贮气袋瓣膜上下摆动，说明当通气过量时，可经贮气阀排出。

（7）检测氧气入口通畅情况　按压球囊排出球囊内气体堵塞空气入气口，球囊缓慢回弹，说明氧气入口通畅，球囊内可获氧气充盈。

2.简易呼吸器日常维护　将简易呼吸器各配件依顺序拆开，置入2%戊二醛碱性溶液中浸泡4～6小时。取出后使用灭菌蒸馏水冲洗所有配件，去除残留的消毒剂。储气袋只需擦拭消毒即可，禁用消毒剂浸泡，因易损坏。如遇特殊感染患者，可使用环氧乙烷熏蒸消毒。消毒后的部件应完全干燥，并检查是否有损坏，将部件依顺序组装。做好自检工作，备用。

简易呼吸器的使用

一、操作小技巧

1.每6秒给予1次呼吸。

2.给予每次呼吸的时间持续1秒。

3.每次呼吸应当产生胸廓隆起。

4.每2分钟检查一次脉搏。

二、易错点

1.不会组装、连接面罩、气囊、贮氧袋、输氧管，或组装、连接错误。

2.未抽去枕头、仰额抬颏开放气道。

3.“EC”手法错误。

4.未听诊肺部呼吸音。

注：本操作为临床执业（助理）资格考试实践技能考核项目之一。

（郝　玲　常　丽　王晓丽）

简易呼吸器任务工作单

组号： 姓名： 学号：

临床情景：患者，李大爷，60岁，在晨练过程中突发胸闷、晕厥，你作为急救医师随急救车来到现场，查体无自主呼吸，可触及规律心搏。

要求：请用简易呼吸器配合氧气为患者行辅助呼吸。

操作完成时间：10分钟。

评分标准（总分20分）

完成项目	小组评分	教师评分
一、操作前准备（3分） 1.将呼吸囊连接面罩（1分） 2.将呼吸囊连接输氧管，氧流量8～10L/min（2分）		
二、操作过程（13分） 1.患者取仰卧位，位于患者头顶侧（2分） 2.清除口、鼻腔的分泌物及异物，保持呼吸道通畅（1分） 3.托起患者下颌，使头后仰（2分） 4.将面罩扣在患者口鼻处（1.5分）		
5.一手以“EC”手法固定面罩，另一手有规律地捏放呼吸囊（3分） 6.每次送气500～600ml，捏放呼吸囊频率为每分钟10次（2分） 7.随捏放呼吸囊观察胸廓起伏情况（1分） 8.操作结束后向患者家属告知抢救结果及注意事项（0.5分）		
三、职业素质（2分） 1.在操作过程中，动作规范，体现爱护患者的意识（1分） 2.着装整洁，仪表端庄，举止大方，语言文明，认真细致，表现出良好的职业素质（1分）		

项目二　基层卫生适宜技术

任务一　吸氧术

PPT　吸氧术

吸氧术（oxygenic therapy）是一种基础但至关重要的医疗技能，广泛应用于各种临床场景，特别是急性缺氧状态的紧急处理和长期氧疗管理。本任务旨在提供全面的理论知识和实践指导，帮助高职临床医学专业的学生掌握吸氧术的核心概念、操作流程及临床应用，以满足基层岗位需求和临床执业助理医师考试大纲的要求。

一、目的与方式

通过输入氧气，提高动脉血氧分压（PaO_2）及动脉血氧饱和度（SaO_2），纠正由于各种原因引起的缺氧状态，促进组织新陈代谢，维持机体生命活动。吸氧方法包括面罩吸氧、鼻导管吸氧、鼻塞法吸氧、氧气枕法吸氧等，前三者在临床上使用的最多。

二、适应证

1.呼吸系统疾病　哮喘、重症肺炎、肺水肿、急性呼吸衰竭、气胸、慢性阻塞性肺疾病（COPD）等。

2.心血管系统疾病　严重心律失常、心力衰竭、心源性休克、心肌梗死等。

3.中枢神经系统疾病　脑血管意外、颅脑外伤及各种原因引起的昏迷等。

4.其他　创伤性休克、严重贫血、一氧化碳中毒、麻醉药物及氰化物中毒、大手术后、产程过长等。

三、禁忌证

通常无绝对禁忌证，但在氧疗过程中应警惕氧中毒和二氧化碳潴留的风险，尤其是在COPD患者中。对于严重呼吸功能衰竭者，应考虑呼吸机等治疗措施。

四、缺氧程度的评估

临床上通常根据缺氧的临床表现及血气分析检查综合判断缺氧的程度（表3-

2-1)。PaO_2是反应缺氧的敏感指标，是决定是否给氧的重要参考依据，PaO_2正常值为10.6～13.3kPa（80～100mmHg）。此外，SaO_2也是血气分析的重要参考指标，可作为判断机体是否缺氧的标志，正常范围是95%～98%。一般来说，根据血气分析结果，如果患者的PaO_2低于正常值（一般认为是低于6.6kPa，也就是50mmHg，中度和重度缺氧时）或SaO_2＜90%，可能表明存在低氧血症，需要吸氧治疗。

表3-2-1　缺氧程度的评估

程度	发绀	呼吸困难	神志	血气分析		
				氧分压（PaO_2）（kPa）	SaO_2（%）	二氧化碳分压（$PaCO_2$）（kPa）
轻度	无或轻	不明显	清楚	6.6～9.3	80～95	6.0～6.6
中度	可见	明显	正常或烦躁不安	4.6～6.6	65～80	6.6～7.3
重度	显著	严重、三凹征明显	昏迷或半昏迷	4.6以下	低于65	7.3以上

五、操作前准备

1.患者准备

（1）测量生命体征（呼吸、心率及血压等），评估患者意识状态、合作程度呼吸情况和缺氧程度。

（2）宣讲吸氧的目的，嘱患者配合操作。

2.用物准备　一次性吸氧管、氧气表或流量表（湿化瓶内装1/3～1/2蒸馏水）、治疗碗（内盛冷开水）、棉签、中央供氧装置（或氧气瓶/筒）、用氧记录单、弯盘、手电筒、消毒洗手液、笔（根据不同的吸氧方法，所需物品适当调整）。

3.操作者准备

（1）穿戴整洁，洗手，戴口罩。

（2）了解患者的病情，同时进行身体健康及合作程度的评估。

（3）熟悉给氧的操作方法，向患者及家属解释氧气吸入的目的，重要及注意事项。

4.环境准备

（1）室温适宜、光线充足。

（2）环境安静，周围无火源。

吸氧操作与注意事项

五、操作步骤

1.操作者洗手，备齐用物携至床旁。核对患者姓名、床号及氧疗方式。解释操作目的，取得患者同意和配合。

2.戴口罩，协助患者取舒适卧位。

3.用手电筒检查患者鼻腔、用湿棉签清洁两侧鼻腔。

4.装表（中心供氧/氧气筒）（图3-2-1）

（1）中心供氧吸氧法（在患者床头进行）

1）中心供氧装置（氧气管道化装置）　由医院的氧气供应站集中供给，通过专门的管道将氧气输送至各病区、门诊和急诊室，病床单位配有氧气表，可随时应用。

2）装表法　将消毒处理过的给氧装置携至床边，右手持氧气流量表和湿化瓶，对准床头墙上中心供氧装置的氧气输出插座孔插入，听到“咔哒”声即为接好。

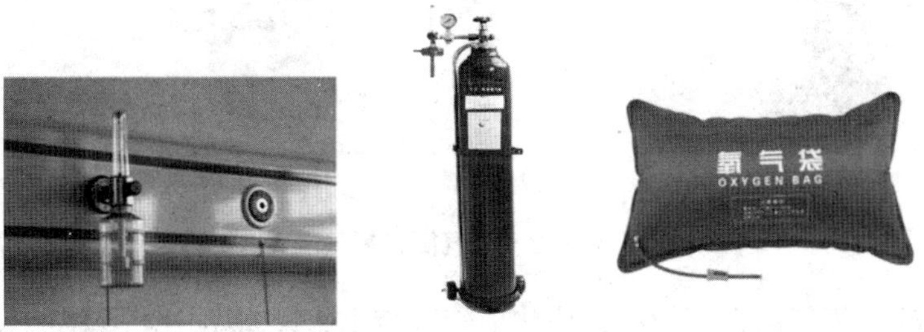

中心供氧装置　　氧气筒装置　　氧气袋

图3-2-1　常见的储氧装置

（2）氧气筒吸氧法（在治疗室内进行）

1）氧气筒　为柱形无缝钢筒，可耐高压达14.71MPa，容纳氧约6000L。在氧气筒的顶部，有一总开关，用来控制氧气的放出。使用时，将总开关沿逆时针方向旋转1/4周，即可放出足够的氧气，不用时将其沿顺时针方向旋紧即可。在氧气筒顶部的侧面有气门，与氧气表相连，是氧气自筒中输出的途径（图3-2-2）。

2）氧气表　由压力表、安全阀、减压器、湿化瓶、流量表等部分构成（图3-2-2）。

①压力表：表上指针所指的刻度表示筒内氧气的压力，以MPa（kg/cm^2）表示。压力越大，说明筒内氧气贮存量越多。

②安全阀：当氧气流量过大、压力过高时，其内部活塞即自行上推，使过多的氧气由四周小孔流出，以保证安全。

③减压器：可以将来自氧气筒内的压力减低至0.2～0.3MPa，是一种弹簧自动减压装置，以使流量平衡，保证安全，便于使用。

④湿化瓶：瓶内装入1/3～1/2的冷开水或蒸馏水，通气管浸入水中，出气管和鼻导管相连。瓶内的水可湿润氧气，以免患者呼吸道黏膜受干燥气体的刺激。

⑤流量表：内装有浮标，当氧气通过时，将浮标吹起，其上端平面所指的刻度，即表示每分钟氧气的流出量。

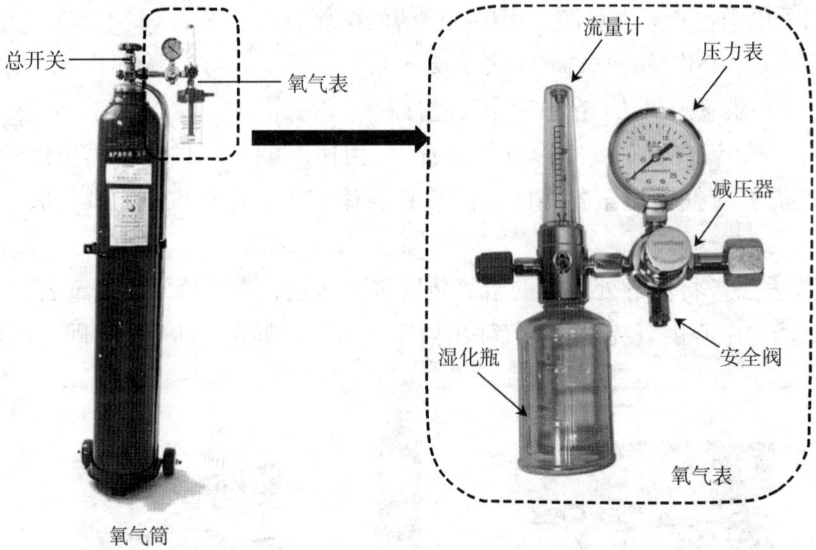

图 3-2-2　氧气筒和氧气表

3）装表法　氧气筒在存放时，应将氧气表装上，以备急用。

①吹尘：将氧气筒置于架上，将总开关逆时针旋转打开，使少量氧气从气门冲出，随即迅速顺时针旋转关好总开关，以达清洁该处的目的，防止灰尘吹入氧气表内。

②装表：将氧气表与氧气筒的气门衔接并旋紧，使氧气表直立。

③将湿化瓶接好。

④检查：先打开总开关，再打开流量开关，检查氧气流出是否通畅、各连接部位有无漏气，检查结果正常即可关上流量开关备用。

5.氧气表安装完成并检查是否漏气，连接吸氧管，调节氧流量，湿润吸氧管前端并检查是否通畅。

6.将吸氧管的鼻塞轻轻插入患者鼻孔内，妥善固定。

临床上常用的吸氧方式有面罩吸氧法、单侧鼻导管吸氧法、双侧鼻导管吸氧法、头罩吸氧法等，在医疗器械、氧浓度稳定性、舒适度与影响、适用人群与场景以及持续时间等方面均存在明显区别。在选择吸氧方式时，应根据患者的具体病情和需求进行综合考虑（表3-2-2）。

表3-2-2　常用的吸氧方式对比

对比项目	鼻导管吸氧	鼻塞吸氧	面罩吸氧	头罩吸氧
使用的器械	柔软的塑料导管	单塞或双塞	塑料或橡胶面罩	透明头罩
连接位置	从鼻腔插入，至软腭后部	塞入鼻前庭部位	放置于口鼻上方	罩住患儿头部，与颈部保持适当空隙

续表

对比项目	鼻导管吸氧	鼻塞吸氧	面罩吸氧	头罩吸氧
氧浓度稳定性	氧浓度相对稳定，但受患者呼吸运动影响	氧浓度不恒定，易受患者呼吸运动影响	氧浓度可达40%～50%，相对稳定	能根据病情调节氧浓度，长时间吸氧也不会发生氧中毒
舒适度与影响	操作简单方便，价格低廉，但长时间使用可能对鼻腔造成不适	简单方便，不影响患者咳嗽、进食，但高流量时对局部鼻黏膜有刺激	无刺激，能湿化氧气，但吃喝不方便，增加呼吸性酸中毒几率	简便无刺激，透明的头罩便于观察病情
适用人群与场景	主要用于缺氧患者，如肺部疾病、心力衰竭等	临床上比较常用的一种吸氧方法，适合一般缺氧患者	适用于张口呼吸、过度通气而引起的低氧血症患者及较严重缺氧者短时间内需要高浓度吸氧的患者	主要适合于患儿吸氧，特别是呼吸系统疾患影响肺活量或心脏功能不全导致的呼吸困难
持续时间	通常可以持续24～72小时，时间过长可能导致鼻痒、鼻塞等不适症状	持续的时间较长，整个患病期间都可以使用	根据病情需要而定，无特定时间限制	长时间吸氧也不会发生氧中毒，但具体时间需根据病情调节

吸氧管（图3-2-3）使用方法如下。

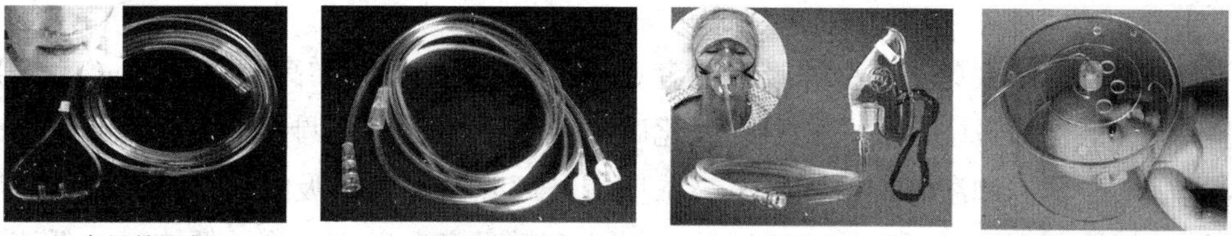

鼻导管吸氧　鼻塞吸氧　面置吸氧　头罩吸氧

图3-2-3　常见的吸氧方式

（1）面罩吸氧法　连接面罩，调节氧流量一般需6～8L/min，将面罩置于患者的口鼻部供氧，氧气自下端输入，呼出的气体从面罩两侧孔排出。

（2）单侧鼻导管吸氧　连接鼻导管，打开流量表开关，调节氧流量；将鼻导管头端放入水中，检查导管是否通畅，并湿润鼻导管。测量导管插入长度，将鼻导管轻轻插入。用胶布将鼻导管固定在鼻梁和面颊部，观察吸氧情况。这是最常用的一种方法。

（3）双侧鼻导管吸氧　连接双侧鼻导管，调节氧流量，将鼻导管插入双鼻孔内，深约1cm，固定。

7.观察用氧效果，清洁患者面部及整理床单元。

8.健康宣教。向患者和家属交代用氧安全：禁烟、禁明火、禁私带电取暖器等设备。进行适当的健康教育，宣传呼吸道疾病的预防保健知识。

9.进行手消毒，记录用氧起始时间、氧流量等。

10.病情好转或遵医嘱不需要继续吸氧时，先拔出吸氧管，再关闭氧气开关。

六、副作用及其预防

当氧浓度高于60%、持续时间超过24小时，可能出现氧疗副作用。常见的副作用如下。

1.氧中毒 其特点是肺实质的改变，表现为胸骨下不适、疼痛、灼热感，继而出现呼吸增快、恶心、呕吐、烦躁、断续的干咳。预防措施是避免长时间、高浓度氧疗，必要时做血气分析，动态观察氧疗的治疗效果。

2.肺不张 吸入高浓度氧气后，肺泡内氮气被大量置换，一旦支气管有阻塞时，其所属肺泡内的氧气被肺循环血液迅速吸收，引起吸入性肺不张。患者表现为烦躁，呼吸、心率增快，血压上升，继而出现呼吸困难、发绀、昏迷。预防措施为鼓励患者做深呼吸，多咳嗽和经常改变卧位、姿势，防止分泌物阻塞。

3.呼吸道分泌物干燥 氧气是一种干燥气体，吸入后可导致呼吸道黏膜干燥，分泌物黏稠，不易咳出，且有损纤毛运动。因此，氧气吸入前一定要先湿化再吸入，以此减轻刺激作用，必要时雾化吸入。

4.晶状体后纤维组织增生 仅见于新生儿，以早产儿多见。由于视网膜血管收缩、视网膜纤维化，最后出现不可逆转的失明，因此新生儿应控制氧浓度和吸氧时间。

5.呼吸抑制 见于Ⅱ型呼吸衰竭者（PaO_2降低、$PaCO_2$增高），由于$PaCO_2$长期处于高水平，呼吸中枢失去了对二氧化碳的敏感性，呼吸的调音主要依靠缺氧对外周化学感受器的刺激来维持，吸入高浓度氧，解除缺氧对呼吸的刺激作用，使呼吸中枢抑制加重，甚至呼吸停止。因此，对Ⅱ型呼吸衰竭患者应给予低浓度、低流量（1 ~ 2L/min）持续吸氧。

七、注意事项

1.注意用氧安全，切实做好“四防”，即防震、防火、防热、防油。

2.严格遵守操作规程，做到“先调后用、先分离后调整、先拔后关”。使用氧气时，应按病情先调节流量后应用；若中途需改变流量，先分离吸氧管与湿化瓶连接处，调节好流量再接上；停用氧气时先去下面罩，再关闭氧气开关。以免一旦开关出错，大量氧气进入呼吸道而损伤肺部组织。

3.持续给氧者要定时更换鼻塞等。使用鼻塞、头罩者每日更换一次；使用面罩者4 ~ 8小时更换一次；使用鼻导管给氧者每日至少更换2次，双侧鼻孔交替插管，并及时清除鼻腔分泌物，防止鼻导管堵塞。

4.若使用氧气筒，应注意以下事项。

（1）氧气瓶要固定，搬运时要避免倾倒撞击。氧气筒应放阴凉处，周围严禁烟火及易燃品，距明火至少5m，距暖气至少1m，以防引起燃烧。氧气表及螺旋口勿上油，也不用带油的手装卸。

（2）氧气筒的压力表至少要大于0.5MPa（5kg/cm），以免灰尘进入筒内，再充气时引起爆炸。

（3）氧气筒内氧气不能用尽，压力表降至5kg/cm^2（0.5MPa）即不可再用，及时调换氧气筒。

（4）对未用完或已用完的氧气筒，应分别悬挂“满”或“空”的标志，便于及时调换，也便于急用时搬运，提高抢救速度。

八、相关知识

1.常用湿化液灭菌蒸馏水。急性肺水肿用20%～30%乙醇，具有降低肺泡内表面张力，使肺泡泡沫破裂、消散，改善肺部气体交换，减轻缺氧症状的作用。

2.供氧的来源，除通常使用的氧气瓶、氧气筒或医院的中央供氧系统外，有时还会使用氧气枕。氧气枕是一长方形橡胶枕，枕的一角有一橡胶管，上有调节器可调节氧流量，氧气枕充入氧气，连接吸氧管，调节氧流量为患者使用。

3.根据条件和患者的需要，一般医院常用99%氧气或5%的二氧化碳和纯氧混合气体。掌握吸氧浓度对纠正缺氧起着重要的作用，一般认为，在常压下吸入40%～50%的氧是安全的；低于25%的氧浓度，则无治疗价值；高于60%的氧浓度，持续时间超过24小时，就有发生氧中毒的可能。对于缺氧和二氧化碳潴留并存者（$PaO_2 < 60mmHg$，$PaCO_2 > 50mmHg$，Ⅱ型呼吸衰竭），应给予低浓度、低流量持续吸氧。

4.氧浓度和氧流量的换算法：吸氧浓度（%）＝21+4×氧流量（L/min）。

5.个体化：氧疗方案应基于患者个体差异和临床表现定制（表3-2-3）。

表3-2-3　几种常见吸氧术适应证的治疗目标和氧流量对比

适应证	目标	氧流量
急性呼吸衰竭	迅速提高动脉血氧饱和度至安全水平（一般≥94%）	可从高流量开始（如15L/min），并根据血氧饱和度监测结果调整
COPD（慢性阻塞性肺疾病）	避免过度通气和二氧化碳潴留，保持PaO_2在55～60mmHg或SpO_2在88%～92%	低流量（1～2L/min），使用鼻导管或面罩吸氧
心力衰竭	改善心肌缺氧，减轻肺水肿	中到高流量（5～15L/min），使用面罩或高流量鼻导管
肺炎	提高血氧饱和度，促进病原体清除	根据病情严重程度，可以从低流量开始，逐渐增加至中到高流量

续表

适应证	目标	氧流量
创伤性休克	迅速提升全身氧供，稳定生命体征	高流量（10～15L/min），使用面罩或非再呼吸面罩
脑血管意外	维持脑组织氧供，防止缺氧加重脑损伤	中到高流量，根据血氧饱和度调整

掌握吸氧术不仅是高职临床医学专业学生的必修技能，也是成为一名合格临床执业助理医师的基础。通过深入理解操作原理和熟练操作流程，才能够有效地应对各种缺氧状况，为患者提供及时和恰当的治疗。

吸氧术

一、操作要点

无论哪种吸氧方法，其操作的共同点如下。

1.操作前应洗手，解释操作目的。

2.检查患者鼻腔，清洁两侧鼻孔。

3.检查吸氧装置是否通畅。

4.调节氧流量，记录给氧时间、氧流量。

5.操作完毕后，向患者及家属交代注意事项，清洁患者面部。

二、易错点

1.调节氧流量错误——吸氧过程中，若需调节氧流量，应先将患者鼻导管或鼻塞取下，调节好流量后，再与患者连接。

2.顺序错误——停止吸氧时，应先取下鼻导管或鼻塞，再关流量表、关闭总开关、开流量表放出余气、关闭流量表。

注：本操作为临床执业（助理）资格考试实践技能考核项目之一。

（常　丽　郝　玲　钱晓娟）

吸氧术任务工作单 1——面罩吸氧

组号：　　　　　　　　　　姓名：　　　　　　　　　　学号：

临床情景：女性，56岁。患急性心肌梗死，需要吸氧治疗。
要求：请为患者（医学模拟人）行面罩吸氧。
操作完成时间：10分钟。

评分标准（总分20分）

完成项目	小组评分	教师评分
一、操作前准备（3分） 1.将治疗台（盘）置于床旁，向患者解释吸氧目的并取得患者配合（1分） 2.戴帽子、口罩（头发、鼻孔不外露）；洗手（口述）（1分） 3.用手电筒检查患者鼻腔，用湿棉签清洁两侧鼻孔（1分）		
二、面罩吸氧操作过程（15分） 1.查看氧气表，确定氧气瓶内的氧气量，安装流量表及湿化瓶于氧气瓶或中心供氧装置上（2分） 2.氧气管与湿化瓶的氧气输出开口连接（1分） 3.打开氧气瓶及流量表开关（如为中心供氧装置，则只需打开流量表开关）（1分） 4.调节氧流量（1分） 5.将氧气管置于水杯中，检查是否通畅（1分） 6.将氧气管连接于面罩的进气孔上（2分） 7.置面罩于患者口鼻部，调整好位置，松紧带固定，松紧适度（2分） 8.观察吸氧情况，视病情调节氧流量（1分） 9.记录开始给氧时间及氧流量（2分） 10.操作结束后告知患者相关注意事项（1分）		
三、职业素质（2分） 1.操作前能以和蔼的态度告知患者操作的目的，取得患者的配合。操作中无菌观念强，动作规范，体现爱护患者的意识，操作结束后能告知患者相关注意事项（1分） 2.着装整洁，仪表端庄，举止大方，语言文明，认真细致，表现出良好的职业素质（1分）		

吸氧术任务工作单 2——单侧鼻导管吸氧

组号：　　　　　　　　　　姓名：　　　　　　　　　　学号：

临床情景：男性，68岁。胃癌根治术后送回病房，拟给予吸氧治疗。

要求：请为患者（医学模拟人）行单侧鼻导管吸氧。

操作完成时间：10分钟。

评分标准（总分20分）

完成项目	小组评分	教师评分
一、操作前准备（3分） 1.将治疗台（盘）置于床旁，向患者解释吸氧目的并取得患者配合（1分） 2.戴帽子、口罩（头发、鼻孔不外露）；洗手（口述）（1分） 3.用手电筒检查患者鼻腔，用湿棉签清洁两侧鼻孔（1分）		
二、面罩吸氧操作过程（15分） 1.查看氧气表，确定氧气瓶内的氧气量，安装流量表及湿化瓶于氧气瓶或中心供氧装置上（2分） 2.氧气管与湿化瓶的氧气输出开口连接（1分） 3.打开氧气瓶及流量表开关（如为中心供氧装置，则只需打开流量表开关）（1分） 4.调节氧流量（1分） 5.将氧气管置于水杯中，检查是否通畅（1分） 6.用少量液状石蜡润滑鼻导管（1分） 7.将鼻导管插入一侧鼻孔内，其深度为鼻尖至耳垂或外耳道口距离的2/3（2分） 8.用胶布将鼻导管固定于鼻翼和面颊部，清洁患者面部（1分） 9.观察吸氧情况，视病情调节氧流量（1分） 10.记录开始给氧时间及氧流量（2分） 11.操作结束后告知患者相关注意事项（1分）		
三、职业素质（2分） 1.操作前能以和蔼的态度告知患者操作的目的，取得患者的配合。操作中无菌观念强，动作规范，体现爱护患者的意识，操作结束后能告知患者相关注意事项（1分） 2.着装整洁，仪表端庄，举止大方，语言文明，认真细致，表现出良好的职业素质（1分）		

吸氧术任务工作单3——双侧鼻导管吸氧

组号：　　　　　　　　　姓名：　　　　　　　　　学号：

临床情景：男性，18岁。突发胸闷8小时入院，诊断为自发性气胸，需要给予吸氧治疗。

要求：请为患者（医学模拟人）行双侧鼻导管吸氧。

操作完成时间：10分钟。

评分标准（总分20分）

完成项目	小组评分	教师评分
一、操作前准备（3分） 1.将治疗台（盘）置于床旁，向患者解释吸氧目的并取得患者配合（1分） 2.戴帽子、口罩（头发、鼻孔不外露）；洗手（口述）（1分） 3.用手电筒检查患者鼻腔，用湿棉签清洁两侧鼻孔（1分）		
二、面罩吸氧操作过程（15分） 1.查看氧气表，确定氧气瓶内的氧气量，安装流量表及湿化瓶于氧气瓶或中心供氧装置上（2分） 2.氧气管与湿化瓶的氧气输出开口连接（1分） 3.打开氧气瓶及流量表开关（如为中心供氧装置，则只需打开流量表开关）（1分） 4.调节氧流量（1分） 5.将氧气管置于水杯中，检查是否通畅（1分） 6.将鼻导管插入双侧鼻前庭内（2分） 7.将鼻导管绕挂于双侧耳廓，并在颏下固定；清洁患者面部（1分） 8.观察吸氧情况，视病情调节氧流量（1分） 9.记录开始给氧时间及氧流量（2分） 10.操作结束后告知患者相关注意事项（1分）		
三、职业素质（2分） 1.操作前能以和蔼的态度告知患者操作的目的，取得患者的配合。操作中无菌观念强，动作规范，体现爱护患者的意识，操作结束后能告知患者相关注意事项（1分） 2.着装整洁，仪表端庄，举止大方，语言文明，认真细致，表现出良好的职业素质（1分）		

吸氧术任务工作单4——鼻塞法吸氧

组号：　　　　　　　　　　姓名：　　　　　　　　　　学号：

临床情景：男性，75岁。间断咳嗽、咳痰、喘息20年，加重3天入院，需要吸氧治疗。

要求：请为患者（医学模拟人）行鼻塞法吸氧。

操作完成时间：10分钟

评分标准（总分20分）

完成项目	小组评分	教师评分
一、操作前准备（3分） 1.将治疗台（盘）置于床旁，向患者解释吸氧目的并取得患者配合（1分） 2.戴帽子、口罩（头发、鼻孔不外露）；洗手（口述）（1分） 3.用手电筒检查患者鼻腔，用湿棉签清洁两侧鼻孔（1分）		
二、面罩吸氧操作过程（15分） 1.查看氧气表，确定氧气瓶内的氧气量，安装流量表及湿化瓶于氧气瓶或中心供氧装置上（2分） 2.氧气管与湿化瓶的氧气输出开口连接（1分） 3.打开氧气瓶及流量表开关（如为中心供氧装置，则只需打开流量表开关）（1分） 4.调节氧流量（1分） 5.检查鼻塞是否通畅（2分） 6.将鼻塞置于一侧鼻前庭内，鼻塞大小以恰能塞住鼻孔为宜（2分） 7.用胶布固定鼻塞，清洁患者面部（1分） 8.观察吸氧情况，视病情调节氧流量（1分） 9.记录开始给氧时间及氧流量（2分） 10.操作结束后告知患者相关注意事项（1分）		
三、职业素质（2分） 1.操作前能以和蔼的态度告知患者操作的目的，取得患者的配合。操作中无菌观念强，动作规范，体现爱护患者的意识，操作结束后能告知患者相关注意事项（1分） 2.着装整洁，仪表端庄，举止大方，语言文明，认真细致，表现出良好的职业素质（1分）		

任务二　吸痰术

PPT　　吸痰术

吸痰术（sputum suctioning）是临床医学中一项基础且重要的操作技能，尤其在基层医疗岗位和急诊救治中发挥着关键作用。本任务旨在通过详细阐述吸痰术的操作步骤、注意事项及临床应用，从而掌握该技能，为未来的医疗实践打下坚实的基础。

一、目的与形式

利用机械吸引的方法，经口、鼻或人工气道将呼吸道分泌物吸除，以保持呼吸道通畅，改善肺通气功能，预防吸入性肺炎、呼吸困难、窒息等并发症。临床上常用的是中心吸引装置吸痰法和电动吸引器吸痰法（图3-2-4）；紧急状态下可用50～100ml的注射器抽吸痰液；新生儿则以儿喉吸管清除口咽分泌物，以保持呼吸道通畅。

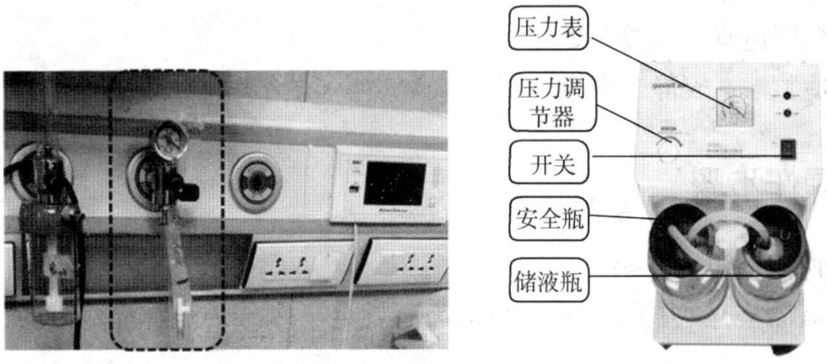

中心吸引装置吸痰法　　电动吸引装器吸痰法

图 3-2-4　常用吸痰法

二、适应证

1.危重、昏迷、年老及麻醉未苏醒者。
2.各种原因所致的咳嗽反射迟钝或会厌功能不全而导致痰液不能有效咳出者。
3.可能将呕吐物误吸入气道者。

三、禁忌证

1.鼻咽部有癌肿或者有鼻咽部比较严重的急性炎症反应患者。
2.胃底食管静脉出现曲张，有上消化道出血，除非明确痰液不含血液。
3.心力衰竭以及重度高血压患者。
4.吞服具有腐蚀性药物的患者。

5.颅底骨折患者禁用鼻导管吸痰。

四、操作前准备

1.患者准备

（1）测量生命体征（呼吸、心率及血压等），评估患者的年龄、神志、病情、呼吸状况，是否有呼吸困难，听诊是否有痰鸣音等。

（2）患者的口鼻黏膜是否正常，有无鼻中隔偏曲。

（3）宣讲吸痰的目的，取得患者的配合。

2.用物准备 中心吸引装置或电动吸引器（配有安全瓶和储液瓶，储液瓶内置100ml清水按吸痰量投放含氯消毒剂）；无菌治疗碗2个（盛放生理盐水）、持物镊（或持物钳）1把、无菌纱布数块、吸痰管数根（一次性，成人12～14号、小儿8～12号）、治疗巾、棉签、压舌板、手电筒、听诊器。

3.操作者准备 穿戴整洁，洗手，戴口罩。

4.环境准备

（1）温湿度适宜、光线充足。

（2）环境整洁、安静、安全。

五、操作步骤

吸痰注意事项

以电动吸引器吸痰为例。

1.操作者备齐用物携至床旁。核对患者姓名、床号，解释操作目的，取得患者同意和配合。

2.协助患者取舒适卧位。

3.用听诊器听诊患者是否有痰鸣音；用手电筒检查患者的口鼻黏膜是否正常，有无鼻中隔偏曲；如有活动性义齿要取下；如果是昏迷患者，用压舌板或开口器帮助张口。

4.将患者头偏向一侧（操作者侧）或后仰，铺治疗巾。

5.接通电源，打开开关，反折管道，检查吸引器性能。

6.调节负压：一般成人300～400mmHg（40.0～53.3kPa）；小儿按年龄调节，新生儿不超出100mmHg（13.3kPa）；婴幼儿100～200mmHg（13.3～26.6kPa）；儿童不超出300mmHg（39.9kPa）。

7.打开吸痰管，戴一次性手套，连接好吸痰管，并用生理盐水试吸，观察导管是否通畅，同时湿润吸痰管。

8.抽吸痰液：一手持吸引管，另一手戴无菌手套持吸痰管头端吸痰。为了避免负压吸伤黏膜，吸痰时动作要轻柔、迅速，从深部向上提拉，左右旋转，吸尽痰液；每次吸痰时间不超过15秒，连续吸引总时间不超出3分钟。痰未吸尽时，间隔3～

5分钟再抽吸，反复进行直到痰液吸尽，每次导管退出后要用生理盐水抽吸冲洗管腔。

经口腔吸痰：反折吸痰管，将吸痰管由口腔插入咽喉部15cm左右（于患者吸气时，平稳快速地将吸痰管插入）。

经鼻腔吸痰：如自口腔吸痰有困难，可经鼻腔插管吸痰（颅底骨折有脑脊液鼻漏的患者禁用），在患者吸气时平稳快速将吸痰管沿鼻道插入，至咽喉部20～25cm。

9.操作完毕，冲管，一次性吸痰管丢弃于医用垃圾袋。关闭吸痰机。

10.清洁患者面部，检查患者口鼻黏膜有无损伤、有无出血，整理床单元。

11.倾倒储液瓶内容物，整理用物，洗手，记录吸痰的时间、患者反应、效果评价。

六、并发症

1.低氧血症　吸痰时常会出现不同程度的低氧血症；考虑与吸引时供氧中断或吸痰时间过长，吸引管与气管导管比例增大，腹压过大或患者本身因素有关。

2.气道黏膜损伤　考虑与吸引时负压过高，频繁吸痰。在同一部位长时间吸引，插管动作粗暴，吸痰管选择不当有关。

3.心律失常　与吸痰不及时导致通气量降低甚至窒息，吸引负压过大，吸痰管插入过深有关。

4.支气管痉挛　考虑与吸痰时对气管黏膜直接刺激，引起迷走神经兴奋有关。

5.感染　考虑与操作过程中无菌观念不强，无菌意识不够有关。

6.误吸　吸痰时对气管黏膜的刺激，可引起呛咳、呃逆，甚至呕吐，从而导致误吸。

七、注意事项

1.严格无菌观念　人工气道吸痰要严格执行无菌操作，避免交叉感染，并加强口腔护理。

2.密切观察病情　吸痰过程中密切观察患者生命体征，如出现心率加快、血压下降等异常情况，应立即停止吸痰并给予相应处理。痰液黏稠者注意实施辅助排痰措施（雾化吸入、叩拍背部等）。

3.保护患者吸痰安全　吸痰管插入深度要适中，避免过深或过浅导致损伤或效果不佳。控制吸痰时间和负压值，注意动作规范，左右旋转、上下提拉，以防患者吸痰部位的黏膜受损。对于意识障碍或昏迷患者，应定期评估吸痰效果，必要时调整吸痰方案。

4.保护吸引器的机器免于受损　储液瓶内的液体应及时倾倒，一般不超出瓶体的2/3。吸引管和储液瓶每天更换消毒，吸出的痰液按规定消毒后再倾倒。

八、相关知识

根据动力来源和功能特点，吸痰器可以分为多种类型，并在不同的医疗环境中有着广泛的应用（表3-2-4）。实际应用中，各类吸痰器的选择应根据患者的具体病情、医疗环境及医护人员的操作习惯等因素综合考虑。同时，随着医疗技术的不断进步，吸痰器的种类和功能也在不断更新和完善。另外，需要注意的是，无论使用哪种类型的吸痰器，都必须要保证操作的安全性和有效性；并且在使用过程中，还需注意吸痰器的清洁、消毒和维护，以避免交叉感染和器械损坏等问题。

表3-2-4　常用的吸痰器应用对比

吸痰器类型	应用场景	主要特点
手动式吸痰器	1.急救场合（如交通事故、自然灾害） 2.运输途中 3.野外探险 4.家庭备用（无电源环境）	1.无须电源，人工操作 2.体积小、重量轻，便于携带 3.成本低廉，操作简单
电动式吸痰器	1.医院（手术室、重症监护室） 2.长时间、大流量吸痰需求 3.需要频繁使用的场合	1.电动泵或压缩机产生负压，效率高 2.可调节负压，满足不同患者需求 3.多功能性（如过滤、除菌、静音设计） 4.操作简便，减轻医护人员工作负担
简易手动吸痰器	1.临时紧急处理 2.无电源环境 3.野外或运输途中	1.结构简单，功能实用 2.吸引力大，便于快速吸痰 3.坚固耐用，适合紧急情况下使用

吸痰术

一、吸痰术小技巧

1.吸痰前——检查患者鼻腔、吸痰器、吸痰管。

2.吸痰后——检查患者鼻腔。

3.咽喉部吸痰——经口腔插入吸痰管。

4.气管深部吸痰——经鼻腔插入吸痰管。

二、易错点

1.吸痰前后没有检查患者的鼻腔。

2.吸痰前没有检查吸痰管是否通畅。

3.吸痰动作不轻柔，一次吸痰时间＞15秒。

4.吸痰完毕，无关爱意识。

注：本操作为临床执业（助理）资格考试实践技能考核项目之一。

（常　丽　钱晓娟　刘　雯）

吸痰术任务工作单

组号：　　　　　　　　姓名：　　　　　　　　学号：

临床情景：女性，68岁。咳嗽、咳痰、气喘、发热5天，痰黏稠不易咳出，呼吸困难加重2小时现需要吸痰处理。

要求：请为患者（医学模拟人）用电动吸引器吸痰。

操作完成时间：10分钟。

评分标准（总分20分）

完成项目	小组评分	教师评分
一、操作前准备（4分） 1.告知患者操作的目的，取得患者的配合（0.5分） 2.将治疗台（盘）放置床旁，患者取半卧位或仰卧位（1分） 3.吸痰器接通电源，检查吸引器性能是否良好，吸引管是否通畅，调节负压在40～53.3kPa（300～400mmHg）（2分） 4.戴帽子、口罩（头发、鼻孔不外露）和手套，铺治疗巾（0.5分）		
二、吸痰操作过程（14分） 1.连接吸痰管，试吸少量生理盐水确定其通畅，并湿润导管（1分） 2.一手反折吸痰管末端（使用控制侧孔装置的，打开侧孔），另一手持其前端，向口腔插入吸痰管至咽喉部（2分） 3.松开吸痰管末端反折（使用控制侧孔装置的，按压侧孔），吸尽口腔和咽喉部的分泌物（2分） 4.更换吸痰管进行气管深部吸痰（2分） 5.一手反折吸痰管末端（使用控制侧孔装置的，打开侧孔），另一手持其前端，在无负压的状态下，经一侧鼻孔在患者吸气时插入至气管深部（2分） 6.吸痰时以轻巧的动作左右旋转、上下提插，以便吸尽气管内痰液（2分） 7.吸痰后抽吸生理盐水冲洗管道，关闭吸引器开关（1分） 8.处理吸痰管，脱手套，整理操作器械（1分） 9.操作结束后能告知患者相关注意事项（1分）		
三、职业素质（2分） 1.操作前能以和蔼的态度告知患者操作的目的，取得患者的配合。操作中无菌观念强，动作规范，体现爱护患者的意识。操作结束后能告知患者相关注意事项（1分） 2.着装整洁，仪表端庄，举止大方，语言文明，认真细致，表现出良好的职业素质（1分）		

任务三　胃管置入术

PPT　　胃管置入术

胃管置入术是指通过鼻腔或口腔将胃管插入胃内，以达到胃肠减压、营养支持、药物注射等治疗目的的一种技术，是临床医学中一项基本且重要的护理操作技术。该技术操作简便，疗效显著，是临床常用的治疗手段之一，尤其在基层医疗岗位和消化系统疾病患者的护理中发挥着关键作用。本任务旨在通过详细介绍胃管置入术的操作步骤、注意事项及临床应用，从而掌握该技能，为未来的医疗实践提供有力支持。

一、目的

1.对于不能经口进食或拒绝进食的患者，通过胃管供给其营养物质、水分或药物，满足其营养和治疗的需要。

2.经胃肠减压管引流出胃肠内容物、腹部手术术前准备。

根据导管插入的途径可分为：①口胃管，导管由口腔插入胃内；②鼻胃管（鼻饲法），导管经鼻腔插入胃内；③鼻肠管，导管由鼻腔插入小肠；④胃造瘘管，导管经胃造瘘口插入胃内；⑤空肠造瘘管，导管经空肠造瘘口插至空肠内。本任务主要介绍鼻胃管（鼻饲法）。

二、适应证

1.昏迷患者或不能经口进食者，如口腔疾患、口腔手术后的患者。

2.不能张口的患者，如破伤风患者。

3.早产儿和病情危重的患者。

4.拒绝进食的患者，如精神疾患患者、有自杀倾向者等。

5.急性胃扩张、上消化道穿孔、胃肠道梗阻等需要行胃肠减压者。

6.较大的腹部手术术前准备。

7.某些药物的胃内注射治疗。

三、禁忌证

1.鼻咽部有急性炎症或肿瘤的患者。

2.食管静脉曲张、上消化道出血、胃炎、食管、贲门狭窄或梗阻、心力衰竭和重度高血压患者。

3.吞食腐蚀性药物的患者。

4.极度衰竭或昏迷躁动不能合作者，需谨慎操作。

四、操作前准备

1.患者准备

（1）评估患者病情、意识状态、鼻腔情况（有无黏膜破损、肿胀、炎症、息肉、鼻中隔偏曲等影响插管的因素）、合作程度等。

（2）讲解鼻饲操作的目的，嘱患者配合操作。

2.用物准备　一次性胃管包、50ml注射器、棉签、胶布、安全别针、听诊器、手电筒、适量温开水、流质饮食200ml（38～40℃）。

拔管时需备：弯盘、治疗碗、纱布、75%乙醇、松节油、棉签等。

3.操作者准备　穿戴整洁，洗手，戴口罩。

4.环境准备

（1）室温适宜、光线充足。

（2）环境安静、必要时用屏风遮挡。

胃管置入术动画

五、操作步骤

1.核对解释　备齐用物，携至患者床旁，根据医嘱查对患者的床号和姓名，并向其解释操作目的和步骤。

2.安置卧位　协助患者选择合适的坐位、半坐位，无法坐起者取右侧卧位。

3.清洁鼻腔　交替按压一侧鼻孔，让患者呼吸，选择通畅一侧，用棉签清洁鼻腔。备两条胶布。

4.铺巾置盘　打开胃管包，拿出治疗巾，将治疗巾铺于患者颌下并放好弯盘。

5.测量长度　注射器打入空气检查胃管通畅性，测量胃管插入的长度并作标记。插入长度为前额发际至胸骨剑突，或由鼻尖经耳垂至胸骨剑突处的距离。一般成人长度为45～55cm。

6.润滑胃管　用液状石蜡润滑胃管前段10～20cm，以减少插管阻力。

7.插入胃管

（1）清醒患者插管　一手持纱布托住盘曲的胃管，另一手持镊子夹持胃管的前端，沿一侧鼻孔缓缓插入，至咽喉部（插入14～16cm）时，嘱患者做吞咽动作，同时迅速将胃管插入至所需长度。检查胃管是否盘曲在口腔。

（2）昏迷患者插管　置患者于去枕仰卧位，头向后仰，当胃管插入15cm（会厌部）时，托起患者头部，使下颌靠近胸骨柄，缓缓插入所需长度。检查胃管是否盘曲在口腔。

8.确定入胃　确定胃管在胃内的方法有三种。

（1）接注射器抽吸有胃液抽出。

（2）将听诊器置于胃部，用注射器快速注入10ml空气，在胃部能听到气过水声。

（3）将胃管末端放入水杯中，无气泡逸出。

9.固定胃管 用胶布蝶形固定胃管于鼻翼及面颊。

10.灌注溶液 打开胃管开口端，连接注射器，缓慢注入少量温开水（不少于10ml）湿润管壁，然后注入流质饮食或药物。注入完毕，再注入少量温开水（成人一般为20～30ml）清洁管道。

11.管端固定 关上鼻胃管开关，用纱布包好，胶布缠绕，用安全别针固定于衣服上。

12.整理清洁 帮助患者清洁口鼻分泌物，取下治疗巾，整理床单位，协助患者维持原坐卧位20～30分钟。用物分类处理。洗手并做好记录鼻饲物的种类、量、患者的反应等。

13.健康教育 向患者及家属讲解鼻饲喂食时应注意的事项，如食物的温度和量、胃管的冲洗方法、卧位、喂食的时间、胃管的更换时间、不良反应、口腔护理等。

14.拔出胃管 病情好转或遵医嘱不需要继续鼻饲时，先揭去胶布，再嘱患者做深呼吸，待缓慢呼气时，轻快地将胃管拔出。面部如有胶布痕迹，可用松节油擦去胶布痕迹，再用酒精将松节油擦净。

六、注意事项

1.严格遵守无菌操作原则，防止感染。

2.操作过程中注意观察患者反应，如患者出现恶心时应暂停片刻，嘱患者做深呼吸，以分散患者的注意力，缓解紧张，减轻胃肌收缩；如插入不畅时，切忌硬性插入，应检查胃管是否盘在口咽部可将胃管拔出少许后在插入；如有剧烈咳嗽、呼吸困难等，考虑可能因胃管插入气管所致，应立即拔管，重新插入。

3.胃管插入深度要适中，避免过深或过浅导致损伤或效果不佳。插管动作要轻稳，特别是在通过咽喉食管的三个狭窄处时，以避免损伤食管黏膜。

4.定期评估胃管位置，防止胃管脱出或移位。

5.保持胃管通畅，定期冲洗胃管，防止堵塞。

6.长期鼻饲者应定期更换胃管，普通胃管每周更换一次，硅胶管每月更换一次。更换时应于当晚最后一次灌食后拔出，第二天早晨从另一侧鼻孔插入。

七、相关知识

1.昏迷患者插管时，应将患者头向后仰，当胃管插入会厌部时（约15cm），左手托起头部，使下颌靠近胸骨柄，加大咽部通道的弧度，使管端沿后壁滑行，插至所需长度。

2.每次灌食前应先确定胃管在胃内，并检查管腔的通畅性；灌注药物前，应将药物研碎，溶解后灌入；每次鼻饲量不应超过200ml，间隔时间不少于2小时；“三避免”：避免灌入空气、避免灌入速度过快、避免过冷或过热。

3.若置入胃管行胃肠减压，将胃管末端与负压引流器连接即可。

4.在进行胃管置入术前，应签署知情同意书（表3-2-5）。

表3-2-5 胃管置入术知情同意书

姓名		性别		年龄	岁	床号		住院号	

病情介绍和治疗建议

医务人员已告知我患有______________________，需要进行胃管置入术。

胃管置入术目的

□洗胃：以清除胃内毒物，减少毒物吸收。

□鼻饲：患者不能由口进食物、水和药物，为保证患者能摄入足够的蛋白质与热量及治疗中所需服用的药物。

□胃肠减压：利用吸引的原理，帮助患者将积聚于胃肠道内的气体和液体排出，从而降低胃肠道内的压力及张力。

□其他

胃管置入术可能出现的风险和并发症

我理解在插胃管过程中和留置期间，可能出现以下风险和并发症，尤其是对患有心脑血管疾患、胃溃疡、食道静脉曲张及食道肿瘤等患者，风险性可能加大，严重者可危及患者生命。

1.鼻腔出血

2.恶心、呕吐，甚至造成误吸或窒息

3.刺激迷走神经引起心律失常，甚至呼吸心搏骤停

4.各种原因导致插管失败、咽喉部黏膜损伤

5.可导致胃出血或胃穿孔

对于上述可能发生的风险和意外，医护人员会采取积极全面的预防措施；我理解根据我个人的病情，我可能出现上述所交代并发症以外的风险，一旦发生医护人员会采取积极的应对抢救措施。

患者或家属知情选择

医务人员已向我告知此项操作可能发生的并发症和风险，以及拒绝实施可能造成对治疗的影响，我并未得到操作百分百成功的许诺。

患者同意签名　　不同意签名　　签名日期　　年　　月　　日

如果患者无法签署知情同意书，请其授权的亲属在此签名：

患者授权亲属同意签名　　不同意签名　　与患者关系　　日期　　年　　月　　日

医务人员陈述

我将严格按照技术操作规范操作，以尽量降低风险。并已告知患者/家属此技术操作中可能发生的并发症和风险，解答了患者/家属关于此项操作的相关问题。

医务人员签名　　　　签名日期　　年　　月　　日

胃管置入术

一、操作小技巧

成人胃管插入长度为45～55cm。当插入14～16cm达咽喉部时，嘱患者做吞咽动作，顺势推进胃管。

二、易错点

1.备用物品准备不全，操作中途再次向考官申请增加器械。

2.模拟人体位不正确——应半卧位或平卧位。

3.直接插胃管，而没有预测胃管插入长度。

4.胃管达咽喉部时，未嘱患者做吞咽动作。

5.未检查胃管是否盘曲在口中。

（钱晓娟　常　丽　许　兰）

胃管置入术任务工作单

组号：　　　　　　　姓名：　　　　　　　学号：

临床情景：男性，36岁，因“腹痛、腹胀伴呕吐1天”急诊入院，该患者一年前曾行阑尾切除术。经检查诊断为：粘连性肠梗阻。

要求：请为患者（医学模拟人）插胃管，行胃肠减压。

操作完成时间：10分钟

评分标准（总分20分）

完成项目	小组评分	教师评分
一、操作前准备（4分） 1.戴帽子、口罩（头发、鼻孔不外露），洗手（口述）（1分） 2.物品准备：盛水的治疗碗、胃管、手套、棉签、纱布、治疗巾、20ml注射器、液状石蜡、弯盘、别针、听诊器、胶布、负压引流器等（1分） 3.协助患者取半卧位：戴手套，铺治疗巾，弯盘置于患者口角旁（2分） 4.检查患者鼻腔，用湿棉签清洁鼻孔（1分）		
二、插胃管操作过程（14分） 1.取出胃管，测量需要插入的长度（或看清刻度）（2分） 2.用液状石蜡涂抹需要插入的胃管部分（1分） 3.沿选定的鼻孔插入胃管，插入14～16cm（咽喉部）时，嘱患者做吞咽动作，并在吞咽时顺势将胃管向前推进，直至预定长度（45～55cm）（2分） 4.检查胃管是否盘曲在口中（2分） 5.确定胃管是否在胃腔内（选用以下3种方法之一即可）（2分） ①抽取胃液法：经胃管抽出胃液；②气过水声法：将听诊器放在患者上腹部，快速经胃管向胃内注入10ml左右空气，听到气过水声；③气泡逸出法：胃管末端置于盛水的治疗碗内，如无气泡逸出，可排除误插入气管 6.确定胃管在胃内后，擦去口鼻处分泌物，脱手套（1分） 7.用胶布将胃管固定于鼻翼及面颊部，用别针将胃管固定于枕旁或衣领处（1分） 8.将胃管末端接负压引流器（1分） 9.撤治疗巾，清洁患者面部（1分） 10.操作结束后告知患者相关注意事项（1分）		
三、职业素质（2分） 1.操作前能以和蔼的态度告知患者操作的目的，取得患者的配合。操作中无菌观念强，动作规范，体现爱护患者的意识。操作结束后能告知患者相关注意事项（1分） 2.着装整洁，仪表端庄，举止大方，语言文明，认真细致，表现出良好的职业素质（1分）		

任务四　导尿术

PPT　留置导尿术（女）　留置导尿术（男）

导尿术是临床医学中一项基础且重要的操作技能，广泛应用于各种需要尿液引流、检查或治疗的场合。本任务旨在通过详细介绍导尿术的操作步骤、注意事项及临床应用，从而掌握该技能，为未来的医疗实践特别是在基层医疗岗位和临床执业（助理）医师考试中打下坚实的基础。

导尿术（catheterization）是在无菌操作下，将无菌导尿管经尿道插入膀胱引出尿液的方法。留置导尿术（retention catheterization）是导尿后将导尿管保留在膀胱内，引流出尿液的方法。

一、目的

1.将导尿管经尿道插入膀胱引出尿液，以解除尿潴留。

2.术中或危重患者监测尿量。

3.采取不污染的尿液标本做检查。

4.膀胱冲洗或测定膀胱容量、压力、残余尿量。

5.注入造影剂或药物协助诊断或治疗等。

二、适应证

1.盆腔手术前留置导尿管，使术中膀胱保持空虚，以防术中误伤膀胱。

2.某些泌尿系统疾病手术后留置导尿管，便于引流和冲洗，可减轻手术切口的张力，利于切口愈合。

3.某些大手术后或大面积烧伤，以及休克、危重患者的救治，可借以观察尿液量、性状的变化来监测肾功能，以便掌握病情动态等。或保护外阴部创面干燥而不受污染，有利创面愈合。

4.尿失禁或某些外阴部有创面的患者，留置尿管，可保持外阴部清洁干燥，预防感染。

5.截瘫等所致尿潴留或尿失禁患者，可引流尿液，并可进行膀胱功能训练。

6.协助临床诊断：如收集无菌尿标本，进行细菌培养等；检查膀胱功能：如测定膀胱容量、压力及残余尿量等；进行膀胱或尿道造影时注入造影剂。

7.协助临床治疗：如为膀胱肿瘤患者注入化疗药等。

三、禁忌证

1.急性尿道炎、急性前列腺炎等泌尿系统急性炎症期。

2.尿道狭窄及先天性畸形无法留置导尿管者。

3.相对禁忌证为严重的全身出血性疾病及女性月经期。

4.膀胱破裂或有穿孔风险者。

四、操作前准备

1.患者准备

（1）测量生命体征，评估患者病情、意识状态、排尿情况、膀胱充盈程度、外阴部位皮肤黏膜情况及合作程度。

（2）宣讲导尿的目的，嘱患者配合操作；根据能力做好清洁外阴等导尿前的准备工作（不能清洗外阴者，操作者协助其完成清洗工作）。

2.用物准备　一次性无菌导尿包，治疗盘1只，橡胶单和治疗巾各1块（或一次性尿垫），大毛巾。

3.操作者准备　穿戴整洁，洗手，戴口罩。

4.环境准备

（1）室温适宜、光线充足。

（2）环境安静，酌情关闭门窗、屏风或隔帘遮挡患者，请无关人员回避。

五、操作步骤

1.核对解释　备齐用物，携至患者床旁，核对患者床号、姓名。确认外阴清洗工作并再向其说明操作中应配合的要点。

2.取体位　操作者立于患者右侧，请患者配合。帮助患者脱去对侧裤腿，盖于近侧腿上，并盖上浴巾；对侧下肢用棉被或毛毯遮盖（注意遮盖前胸和腹部）。

3.暴露外阴　患者取仰卧位两腿屈膝外展，充分暴露外阴。

◆女性患者

女性患者留置导尿术　　女导尿术动画

4.初步消毒外阴及尿道口　橡胶单和治疗巾（或一次性尿布）垫于臀下。打开一次性导尿包上层，取出消毒盘置于患者双腿间，将碘伏棉球挤入消毒盘内，左手戴手套，右手持小镊子夹碘伏棉球消毒外阴，其顺序是“自上而下，由外向内”，分三层消毒，不留空隙；每个部位消毒次数视患者清洁程度而定，但至少1次。先横向擦洗阴阜2～3次，后由两侧腹股沟至大阴唇分别纵向擦洗3次；再左手拇、示指分开大阴唇，同样方法消毒两侧大小阴唇皮肤皱折；最后左手拇、示指再分开两侧小阴唇皮肤，同样方法消毒小阴唇两侧内侧壁及尿道口。脱手套丢弃弯盘内，弯盘置于治疗车下层或床尾处。

5.打开导尿包 嘱咐患者维持原有体位，勿伸展肢体，在患者两腿之间徒手按无菌技术打开导尿包下层。

6.戴无菌手套、铺洞巾 戴上无菌手套后，左手在前，右手在后，捏住洞巾两个角的上面，向内反卷铺孔巾，注意洞巾与无菌包内面重叠（不留空隙），形成一整体无菌区域。

7.检查、润滑尿管 取出导尿管，并检查导尿管是否通畅，气囊（水囊）是否漏气（漏水），润滑导尿管前端至插入的长度，将导尿管和镊子放于一弯盘内，置于无菌区一侧。

8.再次消毒尿道口 将碘伏棉球挤入另一弯盘内并移近外阴处，左手拇、示指分开固定小阴唇至插导尿管结束，暴露尿道口。右手持无菌小镊子夹消毒棉球按尿道口、小阴唇两侧内侧壁、尿道口顺序再次消毒，尿道口棉球可稍停片刻。污染棉球及小镊子置于弯盘内妥善移至床尾。

9.插导尿管 嘱咐清醒患者张口呼吸，右手将盛有导尿管的弯盘移至孔巾口旁，用镊子持导尿管轻轻插入尿道6～8cm，见尿液流出后再插入7～10cm。松开固定小阴唇的手指。

◆男性患者

男性患者留置导尿术　　男导尿术动画

4.初步消毒外阴及尿道口 橡胶单和治疗巾（或一次性尿布）垫于臀下。打开一次性导尿包上层，取出消毒盘置于患者双腿间，将碘伏棉球挤入消毒盘内，左手戴手套，右手持小镊子夹碘伏棉球依次消毒阴阜、阴茎（对侧阴茎背面、同侧阴茎背面、阴茎背面对侧、阴茎背面同侧，至少各用一个棉球擦拭）。左手持无菌纱布包住阴茎，将包皮向后推并固定，充分暴露尿道口及冠状沟，夹取棉球以螺旋方式严格消毒尿道口、阴茎头、冠状沟，每个棉球限用一次，每个部位至少一次。脱手套丢弃弯盘内，弯盘置于治疗车下层或床尾处。

5.打开导尿包 嘱咐患者维持原有体位，勿伸展肢体，在患者两腿之间徒手按无菌技术打开导尿包下层。

6.戴无菌手套、铺洞巾 戴上无菌手套后，左手在前，右手在后，捏住洞巾两个角的上面，向内反卷铺孔巾，注意洞巾与无菌包内面重叠（不留空隙），形成一整体无菌区域。

7.检查、润滑尿管 取出导尿管，并检查导尿管是否通畅，气囊（水囊）是否漏气（漏水），润滑导尿管前端至插入的长度，将导尿管和镊子放于一弯盘内，置于无菌区一侧。

8.再次消毒尿道口　将碘伏棉球挤入另一弯盘内并移近外阴处，左手持无菌纱布再次提起阴茎，将包皮向后推并固定，暴露尿道口，右手持小镊子夹消毒棉球按螺旋方式再次消毒尿道口、阴茎头、冠状沟，最后再次消毒尿道口。污染棉球及小镊子置于弯盘内妥善移至床尾。

9.插导尿管　提起阴茎使之与腹壁成60°角，用镊子夹导尿管轻轻插入尿道15～20cm，见尿后再插入7～10cm。插导尿管时，遇有阻力，可稍待片刻，嘱患者张口做深呼吸，再徐徐插入。

10.固定导尿管　向球囊内注入生理盐水（空气）15～20ml以固定导尿管，缓慢向外牵引导尿管至遇到阻力时为止。

11.留尿标本　如需进行尿培养，用无菌标本瓶接取中段尿5ml，盖好瓶盖，置合适处。

12.引流尿液　连接引流袋，注意询问患者感受及观察患者的反应。

13.结束导尿　撤去洞巾，擦净外阴（以浴巾或衣被遮盖外阴），脱去手套，取出橡胶单和治疗巾，清理用物置治疗车下层。协助患者穿裤，取舒适卧位。整理床单位，撤走用物并按规定分类处理。洗手。

14.观察、记录　观察患者及尿液，记录导尿的时间，导出尿液的量、颜色、性质，患者的反应等。

15.送验标本　及时送检标本。

六、并发症及处理

1.尿路逆行感染　常见原因：操作过程中不符合无菌技术操作原则；选择导尿管型号不合适，造成导尿管插入不顺利而反复多次插管；导尿管留置后护理措施不当，易造成泌尿系统上行感染。

预防措施：严格执行无菌技术操作、选择适宜的导尿管、加强导尿管留置后的护理，根据病情，按需更换导尿管、集尿袋（导尿管可每周换1次，集尿袋可每日换1次）。更换时，严格执行无菌操作，引流管及集尿袋均不可高于膀胱位置，防止尿液逆流。鼓励患者多饮水（病情许可，每日可饮水2000～3000ml，以达到生理性冲洗尿道的目的）、勤翻身、适当活动（床上或下床活动）、保持引流管通畅（避免引流管受压、折叠、堵塞）等。

2.血尿　常见原因：操作不当导致的医源性尿道损伤；膀胱高度膨胀的患者导尿后放尿过快、过多，导致膀胱黏膜急剧充血，出现血尿；气囊回缩较差，拔管时致尿道黏膜损伤出血；导尿管意外脱出，损伤尿道黏膜。

处理原则：插入、拔出导尿管时，动作要轻、慢、稳，以免损伤尿道黏膜。留置导尿管时，见尿后再插入5～7cm，再向气囊注入生理盐水，防止膨胀的气囊卡在尿道内口，压迫尿道或膀胱颈部，造成黏膜的损伤。对膀胱高度膨胀且极度虚弱的患者，第一次放尿推荐200～400ml，间隔20～30分钟后再间断放尿，一次放尿不得超过1000ml。选择质量好的导尿管，如果出现气囊回缩较差，不可强行将导尿管拔出。患者翻身或离床活动时，固定好导尿管以防其脱出。患者出现血尿时，积极寻找原因，对症处理。

3.膀胱痉挛或挛缩 常见原因：气囊对膀胱三角区压迫刺激，尿管部分阻塞，泌尿系感染等；长期留置尿管，使膀胱处于空虚状态，膀胱逼尿肌失用性萎缩，可导致膀胱挛缩。

处理原则：根据导尿管上注明的气囊容积向气囊内注入等量的生理盐水；采用间歇性夹管方式，训练膀胱反射功能；M-受体阻断剂配合心理疗法，放松技巧，转移注意力，对缓解膀胱痉挛能起到一定作用。

4.拔管困难 常见原因：尿管末端形成结石；气囊回缩不良，气囊体积增大；盲目拔管，导致尿道痉挛；气囊活塞失灵，导致气囊内液体不能抽出。

处理原则：留置导尿期间多饮水，以稀释尿液，冲洗膀胱，每月更换尿管一次；选择质量好的导尿管，留置导尿前仔细检查导尿管质量；遇气囊内液体抽不出时，使用拇指与示指将外露尿管拧搓数遍，然后将注射器插入气囊口部注入5ml气体后抽吸；如有结石形成，可采用体外冲击波碎石或输尿管镜碎石，待结石粉碎后再拔出尿管。

七、注意事项

1.严格遵守无菌操作原则，防止感染。

2.插入尿管时动作要轻柔，避免损伤尿道黏膜。男性尿道有三个狭窄和两个弯曲。三个狭窄，分别是尿道内口、尿道膜部和尿道外口。在临床上进行导尿操作时，应该防止损伤尿道。弯曲有两个，分别是耻骨下弯和耻骨前弯，将阴茎上提时，耻骨前弯可以消失变直。故男性患者导尿时需要使阴茎上提使整个尿道只有一个弯曲，以便导尿管顺利进入膀胱。

3.选择合适的导尿管粗细，对小儿或疑有尿道狭窄者宜用细管。

4.留置导尿期间应定期检查尿管固定情况，防止脱出或堵塞。

5.注意观察尿量、尿色及患者反应，如有异常及时处理。

八、相关知识

留置导尿术知识拓展

1.训练膀胱反射功能。采用间歇性夹管方式，夹闭导尿管，每3～4小时开放1次（根据患者尿意），使膀胱定时充盈和排空，促进膀胱功能的恢复。

2.本任务中的导尿管为临床常用的Foley导尿管（图3-2-5）。除此之外，临床还有一种普通导尿管，在导尿管插入到合适位置，见到尿液流出后，需缓慢退出至无尿液流出时，再插入约2cm；固定方法为用胶布固定导尿管于外阴周围皮肤上。

3.预防或减少尿路逆行感染和结石发生的方法如下。

（1）加强对患者及家属的健康教育。多饮水（病情许可，每日可饮水2000～3000ml，以达到生理性冲洗尿道的目的），勤翻身，适当活动（床上或下床活动），保持引流管通畅（避免引流管受压、折叠、堵塞）等。

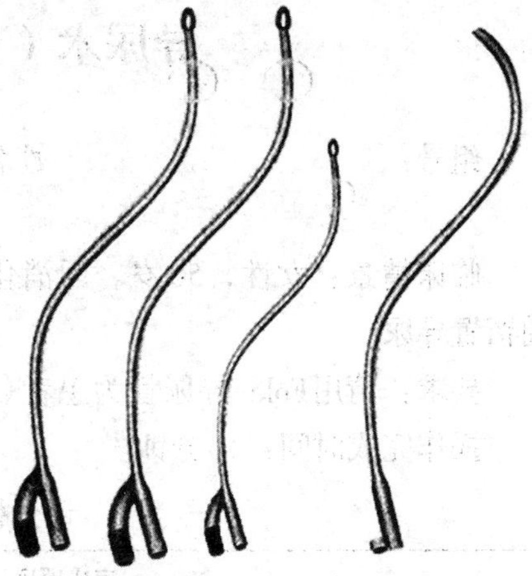

Foley导尿管　　普通导尿管

图 3-2-5 导尿管示意图

（2）加强对患者的专项护理工作。①加强对外阴部的清洗工作。特别是对大小便失禁、女性患者，防止或减少排泄物、分泌物对尿道口、尿道连接处的污染；每日按时用消毒液棉球擦洗外阴及尿道口至少2次。②根据病情，按需更换导尿管、集尿袋（导尿管可每周换1次，集尿袋可每日换1次）。更换时，严格执行无菌操作，引流管及集尿袋均不可高于膀胱位置，防止尿液逆流。及时排放集尿袋内尿液（注意集尿袋内尿液勿排空，以保持引流系统的密闭性），并记录尿量。③尿常规检查，每周1～2次。定期留取中段尿作细菌培养。④加强巡视观察，认真倾听患者主诉。

导尿术

一、小技巧

1.导尿管插入深度——男性为15～20cm，女性为6～8cm（无论何种类型的导尿管）。

2.普通导管——见尿后退出至无尿时，再插入2cm（无论男患者还是女患者）。

3.Foley导尿管——见尿后再插入7～10cm，球囊注水15～20ml（无论男患者还是女患者）。

二、易错点

1.注意临床情境——尤其应注意区分是男患者还是女患者，是普通导尿管还是气囊导尿管。

2.消毒次数不正确——应为2次消毒，1次为清洁外阴，1次为消毒外阴。

3.消毒顺序不正确——第1次清洁外阴为自上而下，由外向内，第2次消毒外阴为自上而下，由内向外。

注：本操作为临床执业（助理）资格考试实践技能考核项目之一。

（许　兰　刘　雯　刘　瑛）

导尿术（女性）任务工作单

组号：　　　　　　　　　　姓名：　　　　　　　　　学号：

临床情景：女性，50岁。因消化性溃疡伴幽门梗阻拟行胃大部切除术治疗，术前留置导尿。

要求：请用Foley导尿管为患者（医学模拟人）留置导尿。

操作完成时间：10分钟。

评分标准（总分20分）

完成项目	小组评分	教师评分
一、操作前准备（3分） 1.告知患者及家属留置导尿的目的并取得患者配合（0.5分） 2.患者取仰卧位，两腿屈膝外展，臀下垫无纺布或中单（1分） 3.戴帽子、口罩（头发、鼻孔不外露）；洗手（口述），戴手套（0.5分） 4.清洁外阴（1分）		
二、留置导尿操作过程（15分） 1.用消毒棉球，由内及外，自上而下，消毒外阴2～3遍，先后顺序为阴阜、两侧大小阴唇，最后消毒肛周（2分） 2.更换无菌手套（1分） 3.铺洞巾，露出尿道口（1分） 4.用注射器检查导尿管球囊是否漏气（1分） 5.用无菌润滑油涂抹导尿管，导尿管末端用血管钳夹闭，置于消毒弯盘中（2分） 6.以左手拇指、示指翻开小阴唇，暴露尿道口，由内而外，自上而下，消毒尿道口和小阴唇（2分） 7.右手持镊子将导尿管慢慢插入尿道6～8cm，松开血管钳，见尿液流出（2分） 8.将导尿管再插入7～10cm，保证球囊完整进入膀胱（2分） 9.经导尿管侧管注入生理盐水15～20ml于球囊内（1分） 10.缓缓向外牵引导尿管至遇到阻力为止，导尿管末端接引流袋（1分） 11.操作结束后告知患者相关注意事项（1分）		
三、职业素质（2分） 1.操作前能以和蔼的态度告知患者操作的目的，取得患者的配合。操作中无菌观念强，动作规范，体现爱护患者的意识。操作结束后能告知患者相关注意事项（1分） 2.着装整洁，仪表端庄，举止大方，语言文明，认真细致，表现出良好的职业素质（1分）		

导尿术（男性）任务工作单

组号：　　　　　　　　　　姓名：　　　　　　　　学号：

临床情景：男性，72岁。排尿困难1年，夜间小便5~6次，症状逐渐加重。近5小时感下腹胀痛，尿意强但排不出尿，到急诊诊治。

要求：请用Foley导尿管为患者（医学模拟人）留置导尿。

操作完成时间：10分钟。

评分标准（总分20分）

完成项目	小组评分	教师评分
一、操作前准备（3分） 1.告知患者及家属留置导尿的目的并取得患者配合（0.5分） 2.患者取仰卧位，两腿屈膝外展，臀下垫无纺布或中单（1分） 3.戴帽子、口罩（头发、鼻孔不外露）；洗手（口述），戴手套（0.5分） 4.清洁外阴（1分）		
二、留置导尿操作过程（15分） 1. 用消毒棉球自尿道口向外旋转擦拭，消毒至阴茎根部及其周围，消毒2~3遍（2分） 2.更换无菌手套（1分） 3.铺洞巾，仅暴露阴茎（1分） 4.用注射器检查导尿管气囊是否漏气（1分） 5.用无菌润滑油涂抹导尿管（1分） 6.导尿管末端用血管钳夹闭，置于消毒弯盘中（2分） 7.无菌纱布裹住阴茎并提起，用消毒棉球再次擦拭尿道口（2分） 8.右手持镊子将导尿管慢慢插入尿道15~20cm，松开血管钳，见尿液流出（1分） 9.将导尿管再插入7~10cm，保证球囊完整进入膀胱（2分） 10.经导尿管侧管注入生理盐水15~20ml于球囊内（1分） 11.缓慢向外牵引导尿管至遇到阻力时为止，导尿管末端接引流袋（1分） 12.操作结束后告知患者及家属相关注意事项（1分）		
三、职业素质（2分） 1.操作前能以和蔼的态度告知患者操作的目的，取得患者的配合。操作中无菌观念强，动作规范，体现爱护患者的意识。操作结束后能告知患者相关注意事项（1分） 2.着装整洁，仪表端庄，举止大方，语言文明，认真细致，表现出良好的职业素质（1分）		

任务五　静脉穿刺术

PPT　静脉穿刺术

穿刺术，是将穿刺针刺入体腔抽取分泌物进行化验，或向体腔注入气体或造影剂做造影检查，或向体腔内注入药物的一种诊疗技术。穿刺根据系统划分可分为骨髓穿刺术、淋巴结穿刺术、关节腔穿刺术、血管穿刺术等。本任务主要介绍血管穿刺术中的动静脉穿刺，常见的如股动脉穿刺、桡动脉穿刺、股静脉穿刺和锁骨下静脉穿刺。目的是抽血化验、输血、输液（包括置入导管保留输液）以及置入导管做血管造影。本任务将详细介绍静脉穿刺术的操作步骤、注意事项及临床应用，从而全面掌握这一技能。

静脉穿刺术是临床医学中一项基础且至关重要的操作技能，广泛应用于静脉采血、输液、给药等多种医疗活动中。对于高职临床医学专业的学生而言，掌握静脉穿刺术不仅是完成学业的基本要求，更是未来在基层医疗岗位和临床执业（助理）医师工作中必备的技能之一。

一、目的

1.浅静脉穿刺　用无菌操作的方法将静脉穿刺针刺入浅表静脉中，用于静脉输液或抽血化验。

2.深静脉穿刺　在外周静脉穿刺困难的情况下获取静脉血标本；留置导管建立深静脉通道，用于胃肠外营养或快速补液治疗；经静脉系统的血流动力学等检查；介入治疗等。

静脉穿刺一般首选浅静脉，如浅静脉穿刺困难时，可选择锁骨上静脉、股静脉等深静脉作为穿刺部位。本任务主要学习浅静脉穿刺。

二、适应证

1.需要留取静脉血标本的各种血液实验室检查。

2.需要开放静脉通道输液，补充体液、电解质和营养物质，输注药物治疗等。

3.其他，如静脉给药、中心静脉压监测等。

三、禁忌证

1.局部静脉炎症或感染。

2.静脉血栓形成或栓塞。

3.凝血功能障碍或出血倾向。

4.躁动不配合的患者，除非在必要情况下采取适当的约束措施。

四、操作前准备

1.患者准备

（1）评估患者年龄、病情、意识状态、合作程度、采集部位的皮肤和血管情况等。

（2）宣讲静脉穿刺的目的和方法，嘱患者配合操作。

2.用物准备　注射盘内备5ml一次性注射器或静脉采血器、棉签、碘伏、止血带，按需要备肝素、无菌纱布、无菌橡胶塞或软木塞，必要时备无菌手套。

3.操作者准备　穿戴整洁，洗手，戴口罩。

4.环境准备

（1）室温适宜、光线充足。

（2）环境安静、安全。

静脉采血操作　静脉穿刺术动画

五、操作步骤

1.核对解释　携用物至患者床旁，核对床号、姓名及检验单。

2.选择静脉　多选用肘前静脉。在采血部位上端约6cm处，将压脉带绕手臂一圈打一活结，压脉带末端向上。要求患者紧握和放松拳头数次，使静脉隆起。

3.消毒皮肤　常规消毒皮肤2～3遍。

4.穿刺　取下针头无菌帽，以左手固定穿刺部位皮肤，右手持注射器或采血器，保持针头斜面和针筒刻度向上，沿静脉走向使针头与皮肤成30°～45°角斜缓慢刺入皮肤，见到回血后，再沿静脉方向进针少许。

5.抽血　用左手缓缓向后拉注射器针栓至采血量刻度。若使用一次性真空采血装置（图3-2-6），当针头进入血管后会见少量回血，将真空采血管插入试管托内采血针中，因试管内负压作用，血液自动流入试管，到达采血量刻度后拔出试管即可。

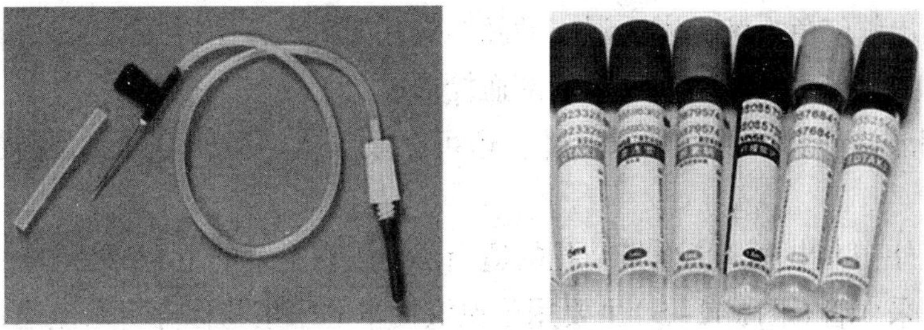

静脉采血管　真空采血管

图3-2-6　一次性真空采血装置

6.止血　松开止血带，嘱受检者松拳，用棉签压住进针部位，迅速向后拔出针头。继续紧按住棉签3～5分钟。

7.送检 安置好患者，将标本连同化验单及时送检。

六、静脉穿刺失败的常见原因

1.针头未刺入血管内（刺入过浅或因静脉滑动）。

临床判断：无回血，注入药物局部隆起，主诉疼痛。

2.针头斜面未全部进入血管内，部分药液溢出至皮下。

临床判断：可有回血，但穿刺部位局部隆起，患者有疼痛感。

3.针头刺破静脉的对侧血管壁，针头斜面部分在血管内，部分在对侧管壁外。

临床判断：可有回血，无局部隆起，主诉疼痛。

4.针头穿透对侧血管壁。

临床判断：无回血，注入药物无隆起，主诉疼痛。

七、注意事项

1.严格遵守无菌操作原则，防止感染。

2.选择合适的穿刺点和穿刺角度，避免损伤周围组织或神经。

3.注意观察患者反应，如有疼痛、肿胀或不适等异常情况，应及时处理。

4.尽量避免反复穿刺，一般穿刺3次不成功应停止。

5.对于特殊患者（如儿童、老年人、肥胖者等），应采取相应的穿刺技巧和固定方法。

6.熟练掌握不同部位的静脉穿刺技巧，以应对不同情况下的穿刺需求。

八、相关知识

1.静脉穿刺前，要在采血部位远端扎止血带，目的是阻断静脉回流，可以使静脉扩张，提高穿刺的成功率。

2.如抽出鲜红色血液，表示误入动脉，应立即拔出，压迫穿刺点5分钟。

3.穿刺后妥善压迫止血，防止局部血栓形成。

4.除四肢浅静脉可供穿刺取血外，还可在股静脉、颈外静脉、颈内静脉等处穿刺取血。

5.肘部外伤大出血，止血带结扎的适当部位应在上臂的上1/3处。

6.真空采血管（图3-2-5）主要用于血液标本的采集与保存。真空采血管在生产过程中预置了一定量的负压，当采血针穿刺进入血管后，由于采血管内的负压作用，血液自动流入采血管内；同时，采血管内预置了各种添加剂，完全能够满足临床的多项综合的血液检测。

根据头盖颜色不同，静脉采血管主要分为以下几种。

（1）绿头管　管内含有肝素锂，肝素管一般用于生化及血流变的检测，是电解质检测的最佳选择。因为肝素会引起白细胞聚集，故不能用于白细胞计数和分类。

（2）红头管　管内壁均匀涂有防止挂壁的二氧化硅，同时添加了促凝剂，一般用于肝炎病毒、甲状腺功能、药物检测、艾滋病检测、肿瘤标志物等血清免疫学检测。

（3）紫头管　管内含有乙二胺四乙酸以及其盐，通常使用EDTA盐作为抗凝剂。用于血细胞计数及分类等一般血液学检查，不能用于凝血、微量元素及PCR检查。

（4）蓝头管　管内含有枸橼酸钠，主要用于纤溶系统（凝血酶原时间、凝血酶时间、活化部分凝血酶时间、纤维蛋白原）的检测。采血时请注意采足血量，杜绝管内有腔隙影响检验结果的准确性。采血后请立即颠倒混匀5～8次。

（5）黑头管　管内含有枸橼酸钠，一般用于血沉检测，当抗凝剂比例过于偏高时，血液被稀释，可使血沉加快。

静脉穿刺术

一、小技巧

1.用于输液时多选择手背，前臂和足背的静脉，小儿多选择头皮浅表静脉作为穿刺部位。静脉穿刺用于抽血检验时，多选择肘部静脉为穿刺部位。

2.如发生肘部外伤大出血，止血带结扎的适当部位应在上臂的上1/3处。

二、易错点

1.止血带用错——动脉穿刺不用止血带，只有静脉穿刺用止血带。

2.静脉穿刺完毕，忘记松开止血带。

注：本操作为临床执业（助理）资格考试实践技能考核项目之一。

（常　丽　许　兰）

静脉穿刺任务工作单

组号：　　　　　　　　姓名：　　　　　　　　学号：

临床情景：男性，46岁。因急性阑尾炎准备手术治疗，术前需行血常规、肝肾功能、凝血功能等检查。

要求：请为患者（医学模拟人或模具）行四肢浅静脉穿刺采血。

操作完成时间：10分钟。

评分标准（总分20分）

完成项目	小组评分	教师评分
一、操作前准备（2分） 1.告知患者操作的目的并取得患者配合（0.5分） 2.戴帽子、口罩（头发、鼻孔不外露），洗手（口述）（0.5分） 3.局部肢体放置妥当，暴露采血部位（1分）		
二、静脉穿刺操作过程（16分） 1.在采血部位近心端用止血带绕扎肢体（2分） 2.用消毒棉球在静脉穿刺区域由内向外消毒2~3遍（2分） 3.用左手固定好肢体及穿刺部位（2分） 4.右手持注射器，在预定穿刺点穿刺，穿刺针向静脉近心端与皮肤成30°~45°角缓慢刺入（2分） 5.抽出暗红色血液（1分） 6.抽取需用量血液（1分） 7.左手放松止血带（2分） 8.迅速拔出穿刺针，压迫穿刺点止血（2分） 9.静脉血注入标本管送检（1分） 10.操作结束后告知患者及家属相关注意事项（1分）		
三、职业素质（2分） 1.操作前能以和蔼的态度告知患者操作的目的，取得患者的配合。操作中无菌观念强，动作规范，体现爱护患者的意识。操作结束后能告知患者相关注意事项（1分） 2.着装整洁，仪表端庄，举止大方，语言文明，认真细致，表现出良好的职业素质（1分）		

任务六　常用注射法

PPT

注射法是将一定量的无菌药液或生物制剂通过不同的途径注入体内的给药方法。此法药物吸收快，血药浓度升高迅速，吸收的量也较准确，适用于需要药物迅速发生作用或因各种原因不能经口服用药的患者。常用的方法有静脉注射、皮内注射、皮下注射及肌内注射（表3-2-6）。

表3-2-6　常用注射法

对比项目	皮内注射	皮下注射	肌内注射
注射位置	真皮层	皮下脂肪组织	肌肉
目的	过敏测试、某些疫苗接种	长效药物的缓慢释放、胰岛素给药	快速吸收药物、疫苗接种、止痛
常用部位	前臂掌侧	上臂三角肌、腹部、大腿、臀部	臀大肌、大腿前侧、上臂三角肌
针头角度	5°~15° （几乎平行于皮肤）	45°~90° （根据体脂厚度调整）	90°
药量	少量，通常0.05~0.1ml	较多，根据药物要求	较多，根据药物要求
操作特点	形成皮丘	注射后药物形成“小包”	直接进入肌肉组织
技巧	缓慢注入形成小丘	捏起皮肤，防止刺入肌肉	快速进针，确认无回血后缓慢推注
操作后处理	拔针后不能对针眼进行按压	拔针后需要棉签按压	拔针后需要用无菌棉签按压针口3~5分钟至不出血为止
常见错误	角度过大，药液进入皮下组织	重复同一部位，形成硬结或脂肪萎缩	错误部位，角度不当，进入血管或皮下

一、皮内注射

皮内注射操作

皮内注射（intradermal injection，ID）是指将少量药液注入表皮与真皮之间的方法。用于药物过敏试验、预防接种、局部麻醉的先驱步骤。

（一）目的

将少量药液注入表皮与真皮之间以达到治疗、诊断等作用。

（二）适应证

药物过敏试验、预防接种、局部麻醉的先驱步骤。

（三）操作前准备

1.患者准备　患者理解注射的目的，准备好相应体位。

2.用物准备　除注射常规用物（选择1ml注射器）外，如做药物过敏试验，应另备一支0.1%盐酸肾上腺素和一副2ml注射器（若遇过敏现象，以便及时给药）（图3-2-7）。

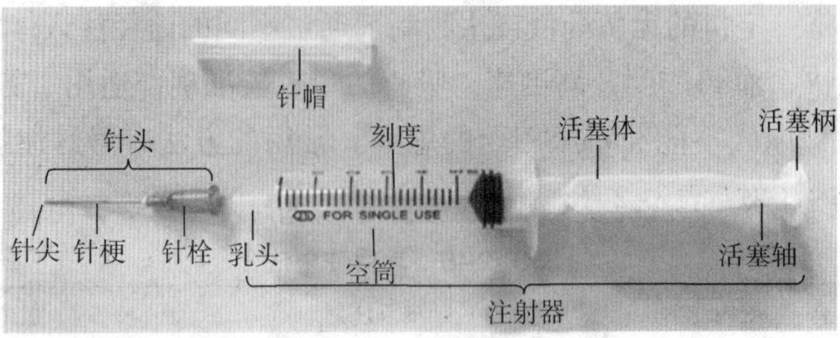

图3-2-7　注射器结构

3.操作者准备　衣帽整洁，洗手，戴口罩。

4.环境准备　安静、清洁，温度适宜，光线充足。

（四）操作步骤

1.携备好的用物至患者床旁，核对床号、姓名，向患者说明注射目的。

2.选择注射部位。

（1）药物过敏试验：选择前臂掌侧下段，因该处皮肤较薄，易于进针，且肤色较淡，易于辨别皮试结果。

（2）预防接种：常选择上臂三角肌下缘。

（3）局部麻醉：选在实施局部麻醉处。

注意观察皮肤局部有无炎症、化脓感染、硬结、瘢痕及皮肤病等。

3.消毒皮肤（皮试时用75%乙醇），待干。

4.查对药液，检查注射器、针头，吸药并排尽空气。

5.左手绷紧注射部位皮肤，右手持注射器，针尖斜面向上，与皮肤成5°角刺入皮内，待针头斜面全部进入皮内后，放平注射器，缓慢推药，注入药液0.1ml，使局部隆起呈半球状皮丘，皮肤发白并显露毛孔（图3-2-8）。

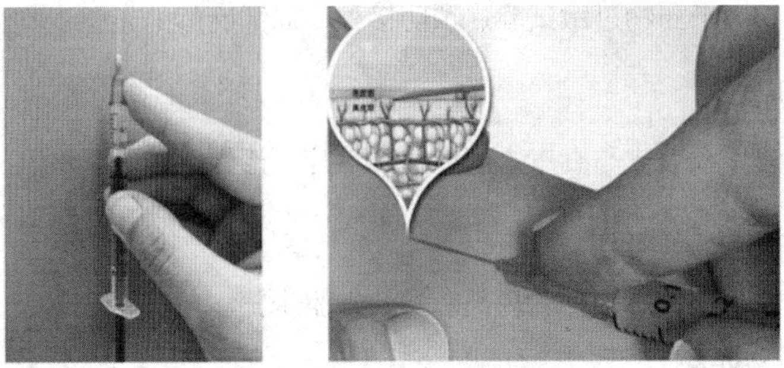

（a）持针手势　　（b）进针角度

图3-2-8　持针手势与进针角度

6.拔出针头，再次查对。嘱其切勿按揉注射部位，勿离开病室，如有不适，立即告知操作者。

7.整理用物。

（五）注意事项

1.注射前询问患者用药过敏史，如有对所用药物过敏者，则不可做皮试，应更换其他药物。

2.药物过敏试验忌用安尔碘消毒皮肤，以防影响局部反应判断及与碘过敏反应相混淆。

3.如皮试结果不能确认或怀疑假阳性时，应采用对照试验。方法是：用另一注射器，在另一侧前臂相应部位注入0.1ml生理盐水，20分钟后对照观察反应。

（六）相关知识

1.青霉素皮试液配置　青霉素80万U/瓶，皮试青霉素需要量为50U。

（1）80万青霉素加生理盐水溶解至4ml，充分混匀（20万U/ml）。

（2）取上液0.1ml+生理盐水至1ml，充分混匀（2万U/ml）。

（3）取上液0.1ml+生理盐水至1ml，充分混匀（2千U/ml）。

（4）取上液0.25ml+生理盐水至1ml充分混匀（500U/ml）。

（5）取上液0.1ml做皮试（即50U）。

2.皮试结果判断

（1）阴性　皮丘局部无红肿，无自觉症状。

（2）阳性　皮丘局部隆起，并出现红晕、硬块、直径大于1cm，或红晕周围有伪足、痒感，严重时全身出现皮疹或过敏性休克反应。

皮内注射

一、小技巧

1.皮肤选择：通常选择前臂掌侧下1/3处，皮肤薄且敏感度高。

2.消毒彻底：使用酒精棉球消毒皮肤，等待干燥后再进行注射。

3.持针角度：进针角度为5°～15°，几乎平行于皮肤表面。

4.推进药液：缓慢注入少量药液（一般为0.05～0.1ml），形成一个小丘。

5.避免出血：不要完全穿透皮肤，以免进入皮下组织引起出血。

二、易错点

1.角度不当：角度过大会导致药物进入皮下组织而非真皮层。

2.药量过多：过多的药液可能扩散到皮下，影响结果判断。

3.未形成小丘：若没有形成小丘，可能是药液未正确注入真皮层。

皮内注射任务工作单

组号：　　　　　　　　　　姓名：　　　　　　　　　　学号：

临床情景：男性，67岁，因肺炎球菌性肺炎住院，查体：T 39℃，P 92次/分，R 24次/分，神志清楚，面色潮红，口角疱疹，痰液黏稠，不易咳出，情绪烦躁，生活不能自理，医生嘱咐给予抗生素静脉输液。

要求：输液前，请为患者做青霉素过敏试验。

操作完成时间：5分钟。

评分标准（总分20分）

完成项目	小组评分	教师评分
一、操作前准备（4分） 1.患者理解注射的目的，准备好相应体位（1分） 2.选择1ml和2ml注射器，0.1%盐酸肾上腺素（1分） 3.操作者衣帽整洁，洗手，戴口罩（1分） 4.环境安静、清洁，温度适宜，光线充足（口述）（1分）		
二、操作过程（14分） 1.携备好用物至患者床旁，核对床号、姓名，向患者解释目的（1分） 2.选择注射部位：前臂掌侧下段（2分） 3.用75%乙醇消毒皮肤，待干（2分） 4.查对药液，检查注射器、针头，吸药并排尽空气（1分）		
5.左手绷紧注射部位皮肤，右手持注射器，针尖斜面向上，与皮肤成5° 角刺入皮内，待针头斜面全部进入皮内后，放平注射器，缓慢推药，注入药液0.1ml，使局部隆起呈半球状皮丘，皮肤发白并显露毛孔（3分） 6.拔出针头，再次查对。嘱其切勿按揉注射部位，勿离开病室，如有不适，立即告知操作者（3分） 7.整理用物（1分） 8.20分钟后观察结果（1分）		
三、职业素质（2分） 1.操作能以和蔼的态度告知患者目的，取得患者的配合，缓解焦虑紧张情绪。操作动作规范，体现爱护患者的意识（1分） 2.着装整洁，仪表端庄，举止大方，语言文明，认真细致，表现出良好的职业素质（1分）		

二、皮下注射

皮下注射操作

皮下注射（hypodermic injection，H，IH）指将少量药液注入皮下组织的方法。用于预防接种、胰岛素等药物治疗。常选择上臂三角肌下缘、下腹部、后背、大腿前外侧等部位注射。

（一）目的

将少量药液注入皮下组织以达到预防接种、胰岛素等药物治疗作用。

（二）适应证

预防接种、胰岛素等药物治疗。

（三）操作前准备

1.患者准备　患者理解注射的目的，准备好相应体位。

2.用物准备　2ml注射器。

3.操作者准备　衣帽整洁，洗手，戴口罩。

4.环境准备　安静、清洁，温度适宜，光线充足，必要时备屏风。

（四）操作步骤

1.携备好的用物至患者床旁，核对床号、姓名，向患者说明注射目的。

2.选择注射部位，碘伏常规消毒皮肤，待干。

3.查对药液，检查注射器、针头，吸药并排尽空气。

4.左手绷紧皮肤，右手持针，示指固定针栓，针尖斜面向上，与皮肤成30°～40°角，迅速刺入针梗的2/1～2/3长度，抽动活塞如无回血，固定针栓，缓慢注入药液。

5.注射完毕，以无菌干棉签轻压针刺处，快速拔针后按压片刻，并再次核对。

6.协助患者取舒适体位，清理用物，洗手，做好记录。

（五）注意事项

1.进针角度不宜超过45°，以免刺入肌层。对过于消瘦者，可捏起局部组织，穿刺角度适当减小。

2.刺激性强的药物不宜用皮下注射。

3.长期皮下注射者，应有计划地经常更换注射部位，以防局部产生硬结。

4.注射不足1ml的药液时，应使用1ml注射器抽吸药液，以保证药物剂量的准确性。

皮下注射

一、小技巧

1.选择正确部位：常选大腿外侧、腹部（避开脐周）、上臂三角肌下缘或臀部。

2.皮肤消毒：使用酒精消毒注射区域，待干后进行注射。

3.捏起皮肤：在腹部注射时，捏起皮肤可避免刺入肌层。

4.适当角度：通常以45°角进针，肥胖者或儿童可采用90°角。

5.“两快一慢”：遵循进针快、出针快、推液慢的原则，减轻患者的疼痛。

6.无回血确认：注射前应检查针头未进入血管（无回血）。

二、易错点

1.角度错误：角度太小可能只刺入表皮，太大可能进入肌层。

2.重复部位：在同一部位频繁注射会导致脂肪萎缩或硬结。

3.注射速度过快：过快推注药物可能引起局部不适或肿胀。

4.未确认无回血：直接注射可能将药物注入血管，导致不良反应。

皮下注射任务工作单

组号：　　　　　　　　　　姓名：　　　　　　　　　　学号：

临床情景：男性，70岁，因“口干多饮十余年，胰岛素注射处皮肤结节2个月”以糖尿病收入院。近期血糖控制不佳，身形消瘦，空腹血糖9.0mmol/L。

要求：请给予胰岛素8U皮下注射。

操作完成时间：5分钟。

评分标准（总分20分）

完成项目	小组评分	教师评分
一、操作前准备（4分） 1.患者理解注射的目的，准备好相应体位（1分） 2.选择2ml注射器（1分） 3.操作者衣帽整洁，洗手，戴口罩（1分） 4.环境安静、清洁，温度适宜，光线充足（口述）（1分）		
二、操作过程（14分） 1.携备好用物至患者床旁，核对床号、姓名，向患者解释目的（1分） 2.选择注射部位：上臂三角肌下缘、腹部、后背、大腿外侧（2分） 3.碘伏常规消毒皮肤，待干（2分） 4.查对药液，检查注射器、针头，吸药并排尽空气（1分） 5.左手绷紧皮肤，右手持针，示指固定针栓，针尖斜面向上，与皮肤成30°~40°角，迅速刺入针梗的2/1~2/3长度，抽动活塞如无回血，固定针栓，缓慢注入药液（3分） 6.注射毕，以无菌干棉签轻压针刺处，快速拔针后按压片刻，并再次核对（3分） 7.协助患者取舒适体位（1分） 8.清理用物，洗手，做好记录（1分）		
三、职业素质（2分） 1.操作前能以和蔼的态度告知患者包扎固定的目的，取得患者的配合，缓解焦虑紧张情绪。操作时动作规范，体现爱护患者的意识。操作结束后告知患者相关注意事项（1分） 2.着装整洁，仪表端庄，举止大方，语言文明，认真细致，表现出良好的职业素质（1分）		

三、肌内注射

肌内注射操作

肌内注射是指将药液注入肌肉组织的方法。

（一）目的

将一定量的药液注入肌肉组织以达到治疗的作用。

（二）适应证

不宜或不能做静脉注射，要求比皮下注射更迅速发生疗效者。

（三）操作前准备

1.患者准备 患者理解注射的目的，准备好相应体位。

2.用物准备 2ml、5ml注射器。

3.操作者准备 衣帽整洁，洗手，戴口罩。

4.环境准备 安静、清洁，温度适宜，光线充足，必要时备屏风。

（四）操作步骤

1.携备好的用物至患者床旁，核对床号、姓名，向患者说明注射目的和操作中可能出现的感觉。

2.根据病情不同采取不同体位。

（1）侧卧位时上腿伸直，下腿稍屈曲。

（2）俯卧位时两足尖相对，足跟分开。

（3）仰卧位用于危重及不能翻身者。

（4）坐位时椅子稍高。

3.选择注射部位（臀大肌、臀中肌、臀小肌、股外侧及上臂三角肌），消毒皮肤，待干。

4.查对药液，检查注射器、针头吸药并排尽空气。

5.左手拇指和示指分开绷紧皮肤，右手以执笔式姿势持注射器，中指固定针栓，针头与皮肤成90°角，迅速刺入针梗的1/2～2/3，抽动活塞，无回血则缓慢注入药液。

6.注射完毕，以无菌干棉签轻压针刺处，快速拔针后按压片刻，并再次核对。

7.协助患者取舒适体位，清理用物，洗手，做好记录。

（五）注意事项

1.注射时，切勿将针梗全部刺入，以防不合作者躁动，使针梗弯曲或从根部折断。

2.2岁以下婴幼儿不宜选用臀大肌注射。因其臀大肌尚未发育好，注射有损伤坐骨神经的危险，最好选用臀中肌和臀小肌注射。

3.需长期注射者，应交替更换注射部位，并选用细长针头，以防局部产生硬结。

（六）相关知识

1.臀大肌注射定位　①“十”字法：从臀裂顶点向左或右划一水平线，然后从髂嵴最高点引一垂直线，将一侧臀部分为四个象限，其外上象限（避开内角）为注射区。②连线法：取髂前上棘与尾骨连线的外上1/3处为注射部位。

2.臀中肌、臀小肌注射定位　①示指中指定位法：将操作者的示指、中指指尖分别置于髂前上棘和髂嵴的下缘处，两指和髂嵴即构成一个三角区，其示指与中指形成的内角为注射区。②三横指定位法：取髂前上棘外侧三横指处为注射部位（以患儿手指的宽度为标准）。

3.股外侧肌注射法定位　取大腿中段外侧。一般成人取髋关节下10cm至膝关节上10cm的一段范围。此区大血管、神经干很少通过，部位较广，适用于多次注射者及2岁以下幼儿。

4.上臂三角肌注射定位　取上臂外侧，肩峰下2～3横指处。此处便于注射，但因其肌肉较薄，只能用于小剂量注射。

肌内注射

一、小技巧

1.部位选择：常用部位包括臀大肌、大腿前侧、上臂三角肌等。

2.正确角度：通常以90°角快速进针，确保针头穿透皮肤到达肌肉。

3.无回血确认：进针后轻轻回抽，确认针头未进入血管。

4.均匀推注：缓慢、均匀地推动活塞，使药物充分扩散。

5.适当深度：根据患者年龄和肌肉厚度调整针头长度。

二、易错点

1.角度不当：角度过小可能仅刺入皮下组织，角度过大可能损伤深层结构。

2.未检查回血：忽略回血检查，可能将药物注入血管，造成不良反应。

3.注射部位错误：选择不适合的部位，如神经血管丰富的区域，增加并发症风险。

4.速度过快：过快推注可能引起疼痛或肌肉紧张，影响药物吸收。

（常　丽　钱晓娟）

肌内注射任务工作单

组号：　　　　　　　　姓名：　　　　　　　　学号：

临床情景：男性，12岁，因“头晕、乏力3个月”入院，入院经检查诊断为巨幼细胞性贫血症。

要求：医嘱给予维生素 B_{12} 0.5mg 肌内注射。

操作完成时间：5分钟。

评分标准（总分20分）

完成项目	小组评分	教师评分
一、操作前准备（4分） 1.患者理解注射的目的，准备好相应体位（1分） 2.选择2ml注射器（1分） 3.操作者衣帽整洁，洗手，戴口罩（1分） 4.环境安静、清洁，温度适宜，光线充足（口述）（1分）		
二、操作过程（14分） 1.携备好用物至患者床旁，核对床号、姓名，向患者解释目的（1分） 2.选择注射部位：臀大肌（2分） 3.碘伏常规消毒皮肤，待干（2分） 4.查对药液，检查注射器、针头，吸药并排尽空气（1分） 5.左手拇指和示指分开绷紧皮肤，右手以执笔式姿势持注射器，中指固定针栓，针头与皮肤成90° 角，迅速刺入针梗的1/2~2/3，抽动活塞，无回血则缓慢注入药液（3分） 6.注射毕，以无菌干棉签轻压针刺处，快速拔针后按压片刻，并再次核对（3分） 7.协助患者取舒适体位（1分） 8.清理用物，洗手，做好记录（1分）		
三、职业素质（2分） 1.操作前能以和蔼的态度告知患者包扎固定的目的，取得患者的配合，缓解焦虑紧张情绪。操作时动作规范，体现爱护患者的意识。操作结束后告知患者相关注意事项（1分） 2.着装整洁，仪表端庄，举止大方，语言文明，认真细致，表现出良好的职业素质（1分）		

任务七　静脉输液法

PPT

静脉输液法是通过静脉将药物或液体直接输入人体血液循环的治疗方法，是一种高度专业技术。其治疗层面涵盖肠道外输液、营养支持、用药与输液的治疗，是临床实践中常用且重要的治疗手段之一。因注射的部位与输液的不同，可分为外周静脉输液、中心静脉输液、高营养输液与输血等。本任务将详细介绍静脉输液法的目的、常用溶液、操作步骤、注意事项及临床应用。

一、目的

1.补充水和电解质，纠正和维持酸碱平衡。

2.补充营养，供给热量，促进组织修复。

3.输入药物，治疗疾病。

4.增加机体循环血量，改善机体微循环，维持血压。

二、适应证

1.脱水、酸碱平衡紊乱患者，如剧烈呕吐、腹泻、大手术后。

2.慢性消耗性疾病、胃肠道吸收障碍及不能经口进食，如昏迷、口腔疾病等患者。

3.中毒、各种感染、脑及组织水肿，以及各种需经静脉输入药物进行治疗时。

4.严重烧伤等患者。

三、禁忌证

1.急性肺水肿。

2.充血性心力衰竭。

3.肺栓塞。

4.恶性高血压。

5.肾功能极度衰竭。

四、常用溶液及作用

静脉输液常用的溶液包括晶体溶液和胶体溶液两大类，具体分类及作用详见表3-2-7。

表3-2-7　常见静脉输液类型及作用

溶液类型	具体溶液	主要作用
晶体溶液	5%和10%葡萄糖溶液	补充水分和热能
	0.9%氯化钠溶液	补充电解质
	5%碳酸氢钠溶液	调节酸碱平衡
	20%甘露醇	利尿、脱水
胶体溶液	右旋糖酐	中分子右旋糖酐：扩容作用；低分子右旋糖酐：降低血液黏稠度，改善微循环
	羟乙基淀粉（706代血浆）	增加循环血量，心输出量
	5%白蛋白和血浆蛋白	提高胶体渗透压，扩充循环血量，补充蛋白质和抗体，有助于组织修复和增强机体免疫力

五、操作前准备

1.患者准备　理解操作，愿意合作，有安全感。取舒适体位，排空大小便。

2.用物准备

（1）治疗盘内　皮肤消毒剂、无菌棉签、消毒止血带、弯盘、液体及药物（按医嘱准备）、加药用注射器及针头、开瓶器、砂轮、输液胶贴、一次性静脉输液器、输液卡、输液架、小垫枕。

（2）治疗盘外　治疗碗、棉垫和绷带（必要时）、输液泵（必要时）、免洗洗手液、污物桶、锐器盒。

3.操作者准备　衣帽整洁，洗手，戴口罩。

4.环境准备　安静、清洁，温度适宜，光线充足，必要时调节适宜的室温。

六、操作步骤

静脉输液操作

1.核对检查

（1）核对药液瓶签（药名、浓度、剂量和有效期）。

（2）检查药液性质，瓶口有无松动，瓶身有无裂缝，药液有无变质。

2.消毒加药

（1）启开液体瓶盖中心部分，常规消毒瓶塞后，加入药物并混匀，再次查对。

（2）填写输液卡，并将填好的输液卡倒贴于输液瓶上。

3.插输液器　检查输液器质量，无问题后取出输液器，关闭调速器，插入插瓶针（或输液管和通气管针头）至根部。

4.核对解释

（1）备齐用物，携至患者床旁。

（2）核对患者床号和姓名，并向其解释输液的目的及过程，嘱排尿。

（3）再次查对所用药液，洗手。

5.挂瓶排气

（1）将输液瓶倒挂于输液架上，高度适中。

（2）倒置莫菲氏滴管，打开调节器，使药液下降，当药液平面达莫菲氏滴管1/3～1/2时，迅速转正滴管，使药液缓慢下降，直到排净导管和针头内空气。

（3）排气成功后，关闭调节器，待用。

6.选择静脉　协助患者取舒适卧位，选择粗、直、弹性好的静脉，避开静脉瓣及关节处。

7.扎带消毒　在待输液肢体下垫小枕，于穿刺点上方6～10cm处扎止血带（使止血带的尾端向上），常规消毒穿刺部位皮肤，待干，备胶布。

8.静脉穿刺

（1）再次核对药液。

（2）再次排气。

（3）嘱患者握拳，取下护针帽，左手拇指绷紧静脉下端皮肤，右手持注射器，针头斜面向上，与皮肤成约20°角，自静脉上方或侧方刺入皮下，再沿静脉方向潜行刺入静脉。

9.固定　一手固定针柄，一手松止血带及调速器，嘱患者松拳，待液体通畅、患者无不适后，用胶布固定针头。必要时用夹板固定关节。

10.调节滴速　根据药液的性质，患者的病情、年龄及心肺功能状况调节输液速度。

（1）一般成人40～60滴/分，儿童20～40滴/分。

（2）对心、肺、肾功能不良者，年老体弱者，婴幼儿以及输入刺激性较强的药物速度宜慢。

（3）对严重脱水，血容量不足，心肺功能良好者速度可适当加快。

（4）再次查对。

11.操作后处理

（1）取出止血带和小垫枕，协助患者取舒适卧位。

（2）嘱不可随意调节滴速，注意保护输液部位，不要按压、扭曲输液导管。

（3）在输液卡上记录输液的时间、药物、滴速、患者情况，并签全名。

（4）整理用物，洗手记录。

12.巡视换瓶

（1）输液中加强巡视，倾听患者主诉，观察输液部位状况，及时处理输液故障，并填写巡视卡。

（2）若需更换液体，常规消毒瓶塞后，从上瓶中拔出输液管及通气管插入下一瓶，观察输液通畅，确保滴管下段输液管无空气。

（3）对24小时持续输液者，每日更换输液器。

13.拔针按压 确认输液完毕，轻撕胶布，关调节器，用消毒干棉签或小纱布轻压穿刺点上方，快速拔针，按压1～2分钟（至无出血），协助患者取舒适体位。

14.整理记录 整理床单位，清理用物，洗手，记录。

七、注意事项

1.严格执行无菌操作制度，预防输液并发症的发生，确保所有接触患者皮肤或黏膜的物品均为无菌状态。

2.合理选择穿刺部位。避免在关节部位或静脉瓣附近穿刺，以减少疼痛和损伤。

3.正确固定针头。确保针头固定稳妥，避免脱落或移位导致药液外渗。

4.密切观察患者反应。输液过程中应定时巡视患者，观察有无输液反应或其他不适症状。

5.合理调节滴速。根据患者病情和药物性质合理调节滴速，避免过快或过慢导致不良反应。

6.预防空气栓塞，在输液前必须将输液管内的空气排尽，要防止液体流空，及时更换输液瓶、及时添加药物，在输液完毕后要及时拔针。

八、相关知识

1.小儿静脉选择时应避免在骨隆突处、静脉活瓣处穿刺。同时根据患儿的病情进行合理的选择静脉，先头皮后四肢、先额部后枕部、先大静脉后小静脉。在穿刺时，小儿头部固定正确与否决定穿刺成功率，固定时助手或家属双手抱住小儿颧骨、颊部及下颌部，双肘为支撑点，小儿双手位于助手双手下，固定住小儿头部，不要压住小儿躯体及四肢，以免增加抵抗力而不易固定。

2.婴幼儿、需反复输液者及短期治疗患者，为减少穿刺次数、减轻痛苦，通常采用留置针输液。留置针在血管内的停留时间一般不应超过7天，以避免感染风险。在实际临床工作中，72～96小时会更换一次留置针，确保患者安全。在使用过程中需注意局部卫生、安全防护和留置时间的控制，以确保患者的安全和治疗效果。

静脉注射

一、小技巧

1.静脉选择 选择粗直、弹性好、不易滑动的静脉进行穿刺。原则上从肢体远端到近端，先细后粗。

2.穿刺角度 穿刺角度先大后小，采用针尖斜面向左静脉直刺法，针体与皮肤角度呈30°～45°角。

3.进针速度与长度　快速进针，缓慢进血管；进针长度适可而止，尽量减少针头进入血管的长度。

4.拔针与按压　输注完毕，及时拔针，用消毒棉签按压注射部位3～5分钟，以不出现青紫为宜。对新生儿、血液病、有出血倾向者，适当延长按压时间。

二、易错点

1.无菌操作　在整个操作过程中，应严格遵守无菌技术原则，消毒不彻底或无菌操作不规范可能导致感染的发生。

2.进针不当　针头刺入过深，斜面一半穿破对侧静脉壁，抽吸可有回血，但注药时部分药液溢出至深层组织，使局部皮肤隆起，患者有疼痛感；针头刺入过浅，或因松解止血带，致针头未刺入静脉，抽吸无回血。

3.反复穿刺　不宜在同一部位连续或反复穿刺，以减轻穿刺部位的疼痛和预防血栓性静脉炎的发生。

4.调整滴速　根据药物的性质和患者的病情，调整至合适的滴速，滴速过快可能导致患者不适或药物不良反应。

（常　丽　刘　雯）

静脉输液任务工作单

组号：　　　　　　　　　　姓名：　　　　　　　　　　学号：

临床情景：女性，65岁，因“发热、咳嗽、咳痰4天”入院。入院诊断：急性支气管肺炎。

要求：给予0.9%氯化钠注射液250ml+青霉素480万U静脉滴注。

操作完成时间：10分钟。

评分标准（总分20分）

完成项目	小组评分	教师评分
一、操作前准备（3分） 1.患者取舒适体位，嘱患者排空大小便（0.5分） 2.皮肤消毒剂、无菌棉签、消毒止血带、弯盘、液体及药物（按医嘱准备）、加药用注射器及针头、开瓶器、砂轮、输液胶贴、一次性静脉输液器、输液卡、输液架、小垫枕、免洗洗手液、污物桶、锐器盒，治疗碗、棉垫和绷带及输液泵备要时备（1分） 3.操作者衣帽整洁，洗手，戴口罩（1分） 4.环境安静、清洁，温度适宜，光线充足，必要时调节适宜的室温（0.5分）		
二、操作过程（15分） 1.核对药液瓶签；检查药液性质，瓶口有无松动，瓶身有无裂缝，药液有无变质（1分） 2.启开液体瓶盖中心部分，常规消毒瓶塞后，加入青霉素药物并混匀，再次查对。填写输液卡，并将填好的输液卡倒贴于输液瓶上（1分） 3.检查输液器质量，无问题后取出输液器，关闭调速器，插入插瓶针（或输液管和通气管针头）至根部（1分） 4.备齐用物，携至患者床旁；核对患者床号和姓名，并向其解释输液目的及过程，嘱排尿；再次查对所用药液，洗手（1分） 5.将输液瓶倒挂于输液架上；倒置莫菲氏滴管，打开调节器，使药液下降，当药液平面达莫菲氏滴管1/3～1/2时，迅速转正滴管，使药液缓慢下降，直到排净导管和针头内空气（2分） 6.协助患者取舒适卧位，选择粗、直、弹性好的静脉，避开静脉瓣及关节处（1分） 7.在待输液肢体下垫小枕，于穿刺点上方6～10cm处扎止血带，常规消毒穿刺部位皮肤，待干，备胶布（2分） 8.再次核对药液；再次排气；嘱患者握拳，取下护针帽，左手拇指绷紧静脉下端皮肤，右手持注射器，针头斜面向上，与皮肤呈约20°角，自静脉上方或侧方刺入皮下，再沿静脉方向潜行刺入静脉（2分） 9.一手固定针柄，一手松止血带及调速器，嘱患者松拳，待液体通畅、患者无不适后，用胶布固定针头（1分） 10.调节滴速40滴/分，再次查对（1分） 11.取出止血带和小垫枕，协助患者取舒适卧位；在输液卡上记录输液的时间、药物、滴速、患者情况，并签全名；整理用物，洗手记录（2分）		
三、职业素质（2分） 1.在操作过程中，动作规范，体现爱护患者的意识（1分） 2.着装整洁，仪表端庄，举止大方，语言文明，认真细致，表现出良好的职业素质（1分）		

PPT

任务八　穿脱隔离衣

穿脱隔离衣是临床医学实践中的一项基本防护技能，对于预防交叉感染、保护医护人员及患者安全具有重要意义。在传染病区、隔离病房等高风险区域工作时，医护人员必须熟练掌握穿脱隔离衣的方法，以减少交叉感染的风险。同时，在处理具有传染性的患者或标本时，也需穿戴隔离衣进行防护。本任务将详细介绍穿脱隔离衣的步骤、注意事项及临床应用，从而熟练掌握这一技能。

一、目的与原则

1.目的　保护医务人员避免受到血液、体液和其他感染性物质污染；保护患者避免感染。

2.原则　遵循无菌操作原则，确保隔离衣穿戴整洁、严密，避免污染。

二、适应证

1.接触经接触传播的感染性疾病患者如传染病患者、多重耐药菌感染等患者时。

2.对患者实行保护性隔离时，如大面积烧伤、骨髓移植等患者的诊疗护理时。

3.可能受到患者血液、体液、分泌物、排泄物喷溅时。

三、操作前准备

1.材料准备　隔离衣、挂衣架、衣夹、洗手池、洗手液、帽子、口罩、刷子、消毒液、毛巾。

2.操作者准备

（1）取下手表等，卷袖过肘，洗手。

（2）穿隔离衣前要戴好帽子、口罩。

（3）检查隔离衣大小是否合适，有无破损；准备清洁、干燥的治疗车或工作台。

四、操作步骤

1.取隔离衣　手持衣领从衣夹上取下隔离衣，将清洁面朝向自己，将衣服向外折，露出肩袖内口。

2.穿隔离衣

（1）抖开衣服。一手持衣领，另一手伸入袖内并向上抖，注意勿触及面部。一手稀衣领向上拉，使另一手露出来。依次穿好另一袖。

（2）系领口及袖口。两手持衣领顺边缘由前向后扣好领扣；扣好袖口或系上袖带。

（3）系腰带。从腰部向下约5cm处自一侧衣缝将隔离衣后身向前拉，见到衣边捏住，依法将另一边捏住，两手在背后将两侧衣边对齐，向一侧按压折叠，以一手按住，另一手将腰带拉至背后压住折叠处，在背后交叉，回到前面打一活结，系好腰带。

3.脱隔离衣

（1）解开腰带，在前面打一活结。

（2）解开袖口，在肘部将部分袖子塞入工作服内，暴露前臂。

（3）消毒双手。从前臂至指尖顺序刷洗2分钟，清水冲洗，擦干。

（4）解开衣领。

（5）脱衣袖。一手伸入另一侧袖口内，拉下衣袖过手（遮住手），再用衣袖遮住的手在外面拉下另一衣袖。两手在袖内使袖子对齐，双臂逐渐退出。

（6）挂好隔离衣。双手持领，将隔离衣两边对齐，挂在衣钩上；如不再穿用，脱下后将清洁面向外折叠，放入污衣袋内。

五、注意事项

1.保持隔离衣清洁、干燥：避免污染或潮湿，以免影响防护效果。

2.遵循无菌操作原则：在穿脱过程中，避免污染衣领、袖口及胸前部位。

3.注意个人防护：穿戴前确保个人防护用品齐全，如口罩、帽子等。

4.定期检查隔离衣状态：如发现有破损、污染等情况，应及时更换。

六、相关知识

1.如挂在半污染区的隔离衣，清洁面向外；如挂在污染区的隔离衣，清洁面向内。

2.标准预防是指针对医院所有患者和医务人员采取的一组预防感染措施。包括手卫生，根据预期可能的暴露选用手套、隔离衣、口罩、护目镜或防护面屏，以及安全注射；也包括穿戴合适的防护用品处理患者环境中污染的物品与医疗器械。标准预防是基于患者的血液、体液、分泌物（不包括汗液）、非完整皮肤和黏膜均可能含有感染性因子的原则。

3.个人防护用品指的是用于保护医务人员避免接触感染性因子的各种屏障用品，包括口罩、手套、护目镜、防护面罩、防水围裙、隔离衣、防护服、鞋套等。

穿、脱隔离衣

一、小技巧

1.穿隔离衣——扣领扣、扣袖口、系腰带。

2.脱隔离衣——解腰带、解袖口、解衣领。

二、易错点

1.穿隔离衣时，应避免接触清洁物。系领扣时，勿使衣袖触及面部、衣领及工作帽。

2.隔离衣内面及衣领为清洁区。穿脱时，应避免污染。

3.脱隔离衣时，一手直接伸入另一侧袖口内拉下衣袖（未口述洗手后）。

4.挂隔离衣时，不使衣袖露出或衣边污染面盖过清洁面。

（陈　湘　吴　芹）

穿脱隔离衣任务工作单

组号：　　　　　　　　　姓名：　　　　　　　　　学号：

临床情景：你准备从医生办公室进入传染病隔离病房检查患者病情。

要求：请完成穿、脱隔离衣的操作，并将脱下的隔离衣挂置在半污染区。

操作完成时间：10分钟。

评分标准（总分20分）

完成项目	小组评分	教师评分
一、穿隔离衣过程（10分） 1.准备工作：戴帽子、口罩（头发、鼻孔不外露），洗手（口述）。手持衣领从衣钩上取下隔离衣，清洁面朝向自己将衣服展开，露出肩袖内口（2分） 2.一手持衣领，另一手伸入袖内并向上抖，拉衣领使手露出。同法穿好另一袖管（2分） 3.两手沿衣领边缘由前向后，在颈后系好领扣，然后扣好袖口或系上袖带（2分） 4.从腰下5cm一侧衣缝处将隔离衣后身部分向前拉并触及衣边，捏住。同法将另一侧衣边捏住（2分） 5.两手在背后将两侧衣边对齐，向一侧按压折叠，以一手按住，另一手将腰带拉至背后压住折叠处，在背后交叉，回到前面打一活结，系好腰带（2分）		
二、脱隔离衣过程（6分） 1.解开腰带，将腰带牵至身前，并打一活结（1分） 2.解开袖口，在肘部将部分袖管塞入袖内，暴露前臂（1分） 3.消毒双手，从前臂至指尖刷洗两分钟，清水冲洗，擦干（口述）（1分） 4.解开衣领（1分） 5.一手伸入另一侧袖口内清洁面，拉下衣袖过手。再用衣袖遮盖着的手在外面拉下另一衣袖。两手在袖内使袖子对齐，双臂逐渐退出（1分） 6.双手持衣领，将隔离衣清洁面向外两边对齐，挂在钩上（2分）		
三、职业素质（2分） 1.在穿脱隔离衣的过程中，动作规范，预防意识强（1分） 2.着装整洁，仪表端庄，举止大方，语言文明，认真细致，表现出良好的职业素质（1分）		

参考文献

［1］周建军，顾润国.临床医学实践技能［M］.北京：人民卫生出版社，2020.
［2］医师资格考试指导用书专家编写组.国家医师资格考试实践技能应试指导（临床执业医师）［M］.北京：人民卫生出版社，2024.
［3］张小娟，单伟超.诊断学［M］.2版.北京：中国医药科技出版社，2022.
［4］刘原，曾学军.临床技能培训与实践［M］.北京：人民卫生出版社，2015.
［5］姜保国，陈红.中国医学生临床技能操作指南［M］.3版.北京：人民卫生出版社，2020.
［6］常丽.基层卫生适宜技术［M］.北京：中国医药科技出版社，2022.
［7］王晓伟，黄华.临床实践导引［M］.北京：人民卫生出版社，2020.
［8］殷咏梅，黄华.临床技能训练导引［M］.北京：人民卫生出版社，2018.
［9］郝军燕，傅学红.医学伦理学［M］.2版.北京：中国医药科技出版社，2022.
［10］吴敏泉，屈海宏.卫生法律法规［M］.2版.北京：中国医药科技出版社，2023.
［11］李雪甫，马林伟.传染病学［M］.北京：中国医药科技出版社，2022.
［12］杨元娟.内科学［M］.2版.北京：中国医药科技出版社，2023.
［13］韩扣兰.急诊医学［M］.北京：中国医药科技出版社，2018.
［14］葛均波，徐永健，王辰.内科学.9版.北京：人民卫生出版社，2019.